健康長寿は「抗酸化力」で決まる

—生活習慣病は活性酸素病—

とちぎメディカルセンターしもつが
山門クリニック
著／山門 實

国際酸化ストレス研究機構
監修／Eugenio Luigi Iorio

編集協力／ウイスマー研究所

幻冬舎MC

健康長寿は「抗酸化力」で決まる

生活習慣病は活性酸素病

はじめに

私たちは、酸素を吸うことで生命を維持しています。しかしながら、この酸素の一部が「活性酸素」と呼ばれる有害な物質、いわゆる「悪玉」になり、がん、動脈硬化症、認知症をはじめとする生活習慣病をおこします。ぜひ、身近な存在である「活性酸素」を理解し、皆様の健康に役立てていただければと思います。

私たちの体は非常に優れた仕組みができており、「活性酸素」という「悪玉」を取り除くための機能である「抗酸化力」も持っています。「悪玉」である「活性酸素」と戦う「善玉」が「抗酸化力」というわけです。この「活性酸素」と「抗酸化力」のバランスが「酸化ストレスバランス」、「レドックス（酸化還元）」と呼ばれ、これが崩れることで生活習慣病が引き起こされます（図１）。

図１．生活習慣病の発症における活性酸素産生系（酸化ストレス）と活性酸素消去系（抗酸化力）とのバランス

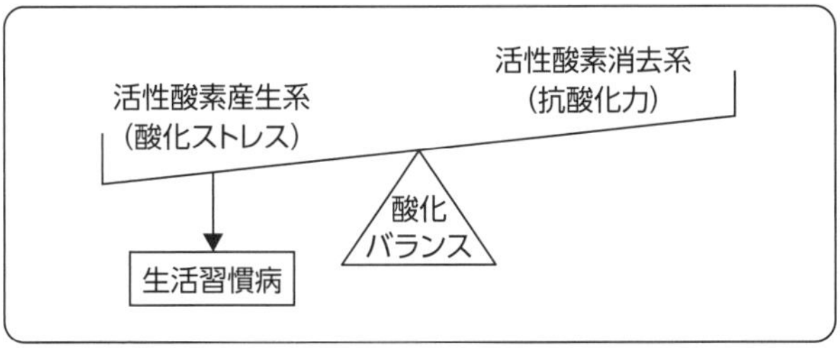

健康を維持するためには「抗酸化力」の重要性を理解することが必要です。「酸化ストレス」と「抗酸化力」こそが、健康を維持するための鍵であり、新しい健康のキーワードでもあります。本書では、「活性酸素」がどのようにして私たちの生命の維持にかかわってくるのか、そして酸化バランスはなぜ重要なのかをわかりやすく解説しています。

私たちの体は、「活性酸素」（すなわち酸化ストレス）と「抗酸化力」のバランスで恒常性（体をいつも一定の状態に保つこと）が維持されており、このバランスの破綻により生活習慣病がおこることとなります。したがって、生活習慣病の発症予防には、このバランスの乱れをいかに早期にチェックするかが重要となります。「酸化ストレス」はd-ROMs（derivative-Reactive Oxygen Metabolites：活性酸素代謝物）テストで、「抗酸化力」はBAP（Biological Anti-oxidant Potential：生体抗酸化能）テストで測定することができます。このテストに関しても、後の章で詳しく述べたいと思います。

従来、「活性酸素」である「酸化ストレス」や「抗酸化力」は難解な言葉として避けられがちでしたが、本書を通じて、生命を維持する機構の本質すなわち「活性酸素」である「酸化ストレス」と「抗酸化力」を身近なものとして理解していただき、健康寿命の延伸への架け橋としていただけることを願っています。

私たちにとって、健康こそが最大の財産です。本書を通じてその財産を増やしていただければ幸いです。

なお、本書では、記載した情報をより正しい知識として、また、さらに詳しくご理解いただきたいために、厚生労働省「e-ヘルスネット」、環境省「e-Govポータル」、気象庁ホームページ、国立研究開発法人国立がん研究センター「がん情報サービス」、国立研究開発法人国立循環器病センターなどの国立機関ホームページ、公益社団法人難病医学研究財団「難病情報センター」ホームページ、公益財団法人長寿科学振興財団「健康長寿ネット」、東邦大学メディアネットセンター・バーチャルラボラトリ「健康長寿」、日本眼科学会・日本臨床歯周病学会・日本カテキン学会のホームページ、全腎協・Chem-Station・Natureダイジェストのホームページなどのサイトの健康情報を二次元コードで引用していますので、是非、ご活用ください。

2024年3月　山門　實

“健康長寿は「抗酸化力」で決まる” 発刊に寄せて

世界の高齢化は進行しています。2000年からの20年間で、世界の平均寿命は約７年延びました。また、日本人の平均寿命はこの70年間で約1.5倍以上に延び、世界でも屈指の長寿国となっています。しかしながら、日本を含む世界各国の問題点は、平均寿命と健康寿命の間に約10年間もの差があることです。この10年間が介護の必要な期間となっています。この要介護期間を短縮させるべく、日本は2014年に世界に先駆け、「健康長寿社会の実現」への取り組みを発表しました。この度、日本の酸化ストレスの臨床研究の牽引者として先制医療（予知・予防医療）に貢献されてきた山門實先生が、本書『健康長寿は「抗酸化力」で決まる』を発刊されますことを大変喜ばしく存じます。

本書のサブタイトルは「生活習慣病は活性酸素病」です。これは山門先生が世界の研究者に先駆けて提唱された重要なコンセプトです。「活性酸素病」とは、体内で生成される活性酸素の量が抗酸化物質の量を上回り、酸化ストレス状態を引き起こし、その結果、疾患が発症する状態を指します。実際に、酸化ストレスはがん、心血管疾患、脳血管疾患、糖尿病、歯周病などの生活習慣病と深く関わっています。さらに、死亡原因の約60％は生活習慣病によるものです。生活習慣病の引き金が活性酸素であるのであれば、本書の題名の如く、活性酸素を除去する抗酸化力を高めていくことが、健康で長い人生を送るための架け橋となることは、広く認知されることでしょう。

活性酸素病、つまり酸化ストレス状態ですが、すぐには特定の症状が現れることはありません。これは、カメレオンのように、あたかも関連する疾患の影に潜んでカモフラージュしているかのような振る舞いです。そのため、従来の臨床検査では酸化ストレス状態を検出することは難しく、一般的な診療では残念ながら酸化ストレス状態を捉えることができません。酸化ストレスの発現の仕方は個人差が大きく、まさに千差万別です。酸化ストレスは多くの疾患リスクの要因として関与しています。そのため、酸化ストレス状態が持続し制御されない場合、最終的にはこれらの疾患の発症に至る可能性が高くなります。

27年前、イタリアの希代の科学者マウロ・カラテッリ先生が酸化ストレス度を短時間で検出できる画期的な測定法のd-ROMs（derivative-Reactive Oxygen Metabolites：活性酸素代謝物）テストを開発されました。イチョウの抗炎症作用を研究していた私は、25年前に、そのカラテッリ先生と運命的に出会ったのでした。私もまたイタリア人であり、臨床生化学を学び、医化学の博士号を取得した経歴の医師として、彼の研究を全面的に支援することとなりました。国際酸化ストレス研究機構を立ち上げ、会長として、長年にわたり身体の酸化ストレス度を計測するd-ROMsテストと抗酸化力を計測するBAP（Biological Anti-oxidant Potential：生体抗酸化能）テストの結果を臨床に応用し、予知・予防医学に貢献することに取り組んでまいりました。その結果、現在では世界35か国以上でこの検査方法が用いられています。

日本ではウイスマー研究所により、2003年よりd-ROMsテストが導入されました。私は同年より同研究所が開催した「酸化ストレス・抗酸化セミナー」において毎年、特別講演を担当させていただいております。今や、この測定法を活用した論文の発表数は、日本が世界をリードしています。その背景には山門先生の大きな貢献があります。

山門先生はd-ROMs・BAP測定を一般的な生化学自動分析機を用いて、短時間で多くの検体で計測する方法を、日本で初めて成功され、さらに日本で初めて酸化ストレスマーカーを人間ドックの検査項目に導入されました。これにより、1万人を超える母集団を対象とした臨床研究を実現し、酸化ストレスマーカーが生活習慣病の予知因子であることの可能性が、多くの論文で発表されています。日本の医療現場に酸化ストレスマーカーを取り入れたパイオニアとしての業績に、私は心から敬意を表します。

また、山門實先生が学術大会長を務められた、2009年開催の「第50回日本人間ドック学会学術大会」は、人間ドック学会創立50周年を記念したもので、記念祝賀会に天皇・皇后両陛下がご臨席になりました。この特別な学会に講師として招聘いただいたことは、私の人生における最大の光栄であり、改めて感謝申し上げます。

本書には、世界35か国以上で実施された臨床研究が多数盛り込まれています。医学的な専門知識を持たない方でも、酸化ストレスが私たちの健康に与える影響の大きさと、活性酸素を消去する抗酸化力を高めることの重要性に気付かれることでしょう。そして、高いレベルの健康を保ち、健康で長寿の人生を目指す方々は、d-ROMs・BAPテストを実際に受けてみたいと思われることでしょう。

本書が広く愛読されることにより、より多くの聡明な日本の医師の方々が酸化ストレス・抗酸化力の測定を日々の臨床現場に取り入れることを願いつつ、日本の医療費の削減が実現されるとともに、何よりも皆様の健康と幸福に寄与することを願ってやみません。

2024年3月　国際酸化ストレス研究機構

会長　Eugenio Luigi Iorio

目　次

第3章　活性酸素はどのように調べる、測定できる？

第4章　活性酸素は体にどんな作用をするのか、どのような病気をおこすか

第5章　活性酸素の発生・働きを抑えるには

頻出単語集

活性酸素（ROS）Reactive Oxygen Species

酸素の一部がより反応性の強い活性酸素となったもの。病気や老化などにかかわる悪い作用も起こす「悪玉」だが、人間の体にとって良い作用もある。

代表的な活性酸素には、スーパーオキサイドアニオンラジカル（$\cdot O_2^-$）、過酸化水素（H_2O_2）、ヒドロキシラジカル（$\cdot OH$）、一重項酸素（$^1O_2$）などがある

抗酸化力

活性酸素を取り除くための機能（「善玉」）

酸化ストレス

体内で活性酸素の発生が抗酸化力を上回っている状態

酸化還元（レドックス）

酸素を受け取ると酸化され、水素を受け取ると還元され、電子の受け取りを伴う反応のこと

d-ROMs　derivative-Reactive Oxygen Metabolites

活性酸素代謝物のこと。活性酸素の測定に用いる

BAP　Biological Anti-oxidant Potential

生体抗酸化能。抗酸化力の測定に用いる

BAP/d-ROMs比

d-ROMsとBAPの測定値の比。この値の低下は酸化ストレス度の増大を示す

スーパーオキサイドジスムターゼ（SOD） Superoxide Dismutase

抗酸化作用を持つ活性酸素消去酵素

OXY吸着テスト　Oxygen Adsorbent Test

飲料・食品の抗酸化力を次亜塩素酸の酸化に対する検体サンプルの消去能力、すなわち抗酸化力を測定するシステム

第1章
活性酸素には良い作用と悪い作用がある

私たちは、大気中の酸素を吸うことで生命を維持していますが、この酸素の一部がより反応性の強い活性酸素（Reactive Oxygen Species：ROS）となります。この活性酸素は、細胞伝達物質、排卵・受精、細胞分化・アポトーシスなどの生理活性物質として、また、免疫機能、感染防御として、体にとって良い作用とともに、がん、脳・心血管疾患をはじめとする動脈硬化性疾患などの生活習慣病をおこします。さらには老化にも関与します。しかしながら、体にはこの活性酸素による傷害から身を守るための防御システムである抗酸化力が備わっています。したがって、活性酸素の生産と抗酸化力のバランスにおいて、活性酸素の生産が抗酸化力を上回った状態を酸化ストレスといいます。また、酸素を受け取ると酸化され、水素を受け取ると還元され、電子の受け取りを伴う反応を「酸化還元」、「レドックス」ともいいます。

QRコード1

e-ヘルスネット
厚生労働省 生活習慣病予防のための健康情報サイト
https://www.e-healthnet.mhlw.go.jp/information/food/e-04-003.html

実際には、空気中には21％の酸素が含まれますが、この酸素は呼吸で肺から取り込まれて組織に運ばれたあと、その一部が不安定な活性酸素に変わります。この不安定な活性酸素は安定になろうとして、タンパク質・脂質・核酸などと反応し、これらを酸化して変性させます。これが酸化による傷害となります。この点では活性酸素は「悪玉」ということになります。

この活性酸素は、体内では主にミトコンドリアで生産されますが、このミトコンドリアは私たちが呼吸で取り込んだ酸素の90％を使います。そして、この酸素を使ってエネルギー（アデノシン三リン酸：Adenosine Triphosphate：ATP）を作るのが重要な役割です。この過程で0.1～2％が活性酸素に変わります。

このミトコンドリアから生み出される活性酸素はミトコンドリア自身も傷つけ、この傷ついたミトコンドリアからさらに多くの活性酸素が生み出されて、悪循環になります。

代表的な活性酸素には、スーパーオキサイドアニオンラジカル（$\cdot O_2^-$）、過酸化水素（H_2O_2）、ヒドロキシルラジカル（$\cdot OH$）、一重項酸素（$^1O_2$）があります（図２）。これらの活性酸素には、反応性が高いラジカル、不対電子を持つフリーラジカル（$\cdot O_2^-$、$\cdot OH$）と、そうでない不対電子を持たないラジカル（H_2O_2、$^1O_2$）があります。

図2．活性酸素種について

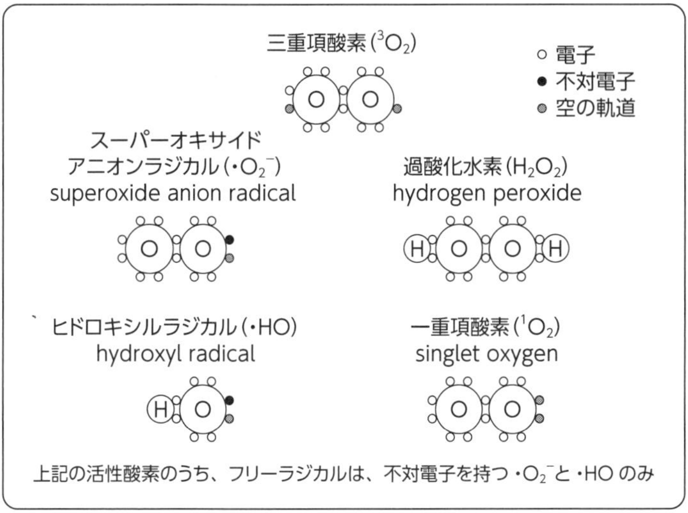

一方、活性酸素には良い面もあります。例えば、体内に細菌が侵入すると、白血球が活性酸素を生み出し、これを殺菌します。また、リンパ球の一種であるナチュラルキラー（Natural Killer：NK）細胞ががん細胞を殺す場合にも活性酸素を使っています。この点からは活性酸素は「善玉」でもあります。

QRコード2

Dr.Gotoの老化研究所「健康長寿」：老化のメカニズム

https://www.mnc.toho-u.ac.jp/v-lab/aging/doc3/doc3-03-1.html

第2章
活性酸素はどうしてできる（産生源）

活性酸素（ROS）は主に、紫外線、タバコ、ダイオキシン、アルコール、運動、ストレスにより生み出されます。

1．紫外線が細胞を変性させる

紫外線により「光老化」をおこした肌では活性酸素が大量に発生します。まず、紫外線により変性した細胞では、細胞内の活性酸素が増加します。さらに、変性した細胞は炎症因子を放出し、別の細胞からの活性酸素の発生を促すことで、悪循環を形成します。その結果、肌の水分を保持する機能の低下、バリア機能の低下、真皮のコラーゲンやエラスチンの分解促進による弾力の低下といった「光老化」といわれる状態となるのです。したがって、この肌の「光老化」を抑制するためには、細胞内部での活性酸素の発生を抑えることが大切となります。

2．タバコの煙こそが悪玉

活性酸素はタバコの煙に多く含まれます。さらにタバコにはその他のフリーラジカルや酸化物質であるオキシダントが含まれており、それらの複合的な効果により酸化ストレスが増大します。その結果、LDLコレステロールの酸化変性をはじめとして、動脈の壁を厚く硬くしてしまう因子が数多く活性化され、動脈硬化を促進します。また、抗酸化物質であるビタミンEを減少させることにより酸化ストレスをさらに進行させます（文献１）。

また、実験的には、タバコの煙からニコチンおよびタールを除去した水抽出液が、活性酸素と同じ作用を示すことが明確にされています（文献２）。この結果が伝える重要なメッセージは、ニコチンやタールは活性酸素には関与しないこと、すなわち、タバコの煙こそが「悪玉」だということなのです。

喫煙により、タバコの煙が気道や肺胞に溶け込み、活性酸素およびその他の酸化ストレス因子により、がんや動脈硬化をはじめとする生活習慣病をおこします。

３．ダイオキシンによる健康被害と活性酸素（ROS）

ダイオキシンの一種であるポリ塩化ビフェニル（Poly Chlorinated Biphenyl：PCB）などが体内に取り込まれると、もともと人体に含まれる物質と結びつくことで活性酸素を大量に発生させます。その結果、たんぱく質やDNAが傷つき、生活習慣病をおこします。

代表的なダイオキシン、ことにPCBによる健康被害としては「カネミ油症」があります。食用の米ぬか油は加熱して脱臭しますが、この脱臭用のタンクにPCBが使用されていたことから、加熱されたPCBが米ぬか油に混入した結果、中毒症を起こしたのです。これが「カネミ油症」です（文献３）。すなわち、「カネミ油症」は食用油にPCBなどのダイオキシン類が製造の過程で混入した健康被害事件です。この事件を契機に、ダイオキシン類の人体への慢性的な影響についての研究が盛んとなりました。大腸がんの発症メカニズムの解析などがその例です。ダイオキシン類が芳香族炭化水素受容体（Aryl Hydrocarbon Receptor：AHR）に作用して活性化させ、この活性化したAHRが活性酸素を生成し、大腸がんの原因となるのです（文献４）。

４．アルコールを肝臓が代謝する際に活性酸素（ROS）が生まれる

アルコールは他の食品と異なり、胃・小腸で消化・吸収されずに、肝臓に運び込まれます。肝臓に達したアルコールは、肝臓で二つの酵素により代謝・解毒されます。まず、アルコールの主成分であるエタノールがアルコール脱水素酵素（Alcohol Dehydrogenase：ADH）によりアセトアルデヒドに代謝されます。このアセトアルデヒドはアセトアルデヒド脱水素酵素（Acetaldehyde Dehydrogenase：

ALDH）により酢酸に代謝され、最終的に水（H_2O）と二酸化炭素（CO_2）に分解されます。このようにアルコールの50～90％はADHによりアセトアルデヒドに代謝されますが、残りはシトクロームP450という酵素の働きによって、ミクロゾームエタノール酸化系（Microsomal Ethanol-Oxidizing System：MEOS）により代謝されます。シトクロームP450はとくに深酒時あるいは慢性的に飲酒している場合に増加します。シトクロームP450には鉄が含まれていて、2価の鉄イオン（Fe_2^+）から3価の鉄イオン（Fe_3^+）に変化する際の反応により活性酸素の一種であるスーパーオキサイドアニオンラジカル（$\cdot O_2^-$）が発生します。すなわち、MEOSがアルコールを代謝する際に活性酸素を生み出し、この活性酸素が肝機能異常を起こすのです。

5．激しい運動が活性酸素（ROS）を増やす

運動により酸素を多く体内に取り込むと、体内ではたくさんの活性酸素が発生します。そして、この活性酸素が体内を酸化させ、錆びつかせ、がんや動脈硬化をはじめとする生活習慣病をおこします。

では、活性酸素が増える運動とはどのようなものでしょうか。これには、激しい運動が該当します。すなわち、呼吸の回数が増加する運動、筋肉へ流れていった血液が再び臓器へ流れ込む（再

灌流する）ような激しい運動です。

1）呼吸が激しく、呼吸回数が多くなる運動

マラソンなどの長時間の運動は、呼吸回数を増加させ組織への酸素の取り込みが多くなり、ミトコンドリアでエネルギーを作ることから必然的に活性酸素の発生が増加します。事実、50kmのウルトラマラソンの完走者のマラソン前後の活性酸素の指標である血中過酸化脂質濃度を測定した成績では、完走後には走る前より1.7倍に増加しています（文献５）。すなわちマラソン後には酸化ストレスが増大することが報告されています。

2）筋肉への血液が再び流れ込むような運動

運動時には筋肉への血流が増加しますが、一方、消化管などの内臓への血流は低下し、虚血状態となり、組織の酸素濃度が低くなります。そして、運動後にはそれらの臓器へ血液が再び流れ込みます。これが再灌流です。この再灌流により組織への酸素の供給が増加しますので、活性酸素が大量に発生します。

筋トレでは、筋肉の微細な傷害（炎症）を回復させることにより筋肉が肥大します。この筋肉の炎症を修復する白血球の働きによって活性酸素が発生します。さらには、筋トレ中の無酸素の状態から高酸素の状態に移行する際にもキサンチンオキシダーゼという酵素を介して活性酸素が生み出されます。このように、激し

い運動で酸素を大量に吸うことや、臓器の虚血状態からの再灌流により、活性酸素が大量に生み出されるのです。

一方、ジョギングやウォーキングなどの有酸素運動では、抗酸化作用を持つ活性酸素消去酵素スーパーオキサイドジスムターゼ（Superoxide Dismutase：SOD）が活性化し、活性酸素を消去、無害化することができます。なお、ジョギングやウォーキングの際には、日焼け止めを使用すること、車道から離れたところを走るなどの工夫をして、過剰に紫外線を浴びることや排ガスを吸うことを避けるようにしてください。

6．ストレスから身体を保護する物質が活性酸素（ROS）の産生源に

身体的・精神的なストレスがおこると、このストレスから身体を保護するために副腎皮質からコルチゾールというホルモンが分泌されます。コルチゾールは、この前駆体であるコルチゾンから合成されますが、その過程でコルチゾールはコルチゾンから水分子（H_2O）を取り込むため、水素を失ったH_2Oが活性酸素の一種であるヒドロキシラジカル（･OH）になります。これがストレスによる活性酸素の発生メカニズムです。

そして、このストレスによるコルチゾールの増加は、活性酸素を消去する、抗酸化作用のある活性酸素消去酵素スーパーオキサ

イドジスムターゼ（SOD）の働きを低下させることから、体の酸化バランスは酸化ストレスの状態になります。

コルチゾールは最終的に脳内の海馬領域でグルココルチコイド受容体と結びつきます。すると、脳はコルチゾールの分泌を刺激する副腎皮質刺激ホルモン（Adrenocorticotropic Hormone：ACTH）の分泌を抑えようとして、その結果としてコルチゾールの分泌も抑制されていきます。これを負のフィードバックと言いますが、ストレスによる活性酸素の増加による影響でこれがおこらなくなってしまうと、副腎皮質からのコルチゾール分泌が持続してしまいます。これがストレスに対する体の反応を悪循環させ、慢性疲労の原因ともなります（文献６）（図３）。

図３．視床下部－下垂体－副腎皮質のフィードバック経路

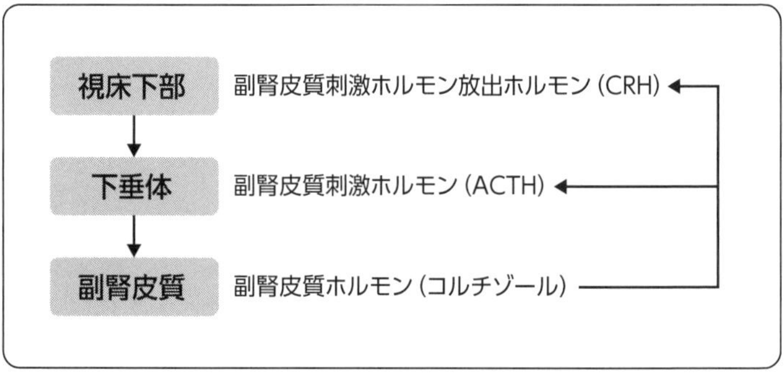

ちなみに、体内の酸化ストレスを感知した細胞の応答について、新たな仕組みもわかってきています。過剰な活性酸素の発生によって引きおこされる細胞内の異常な酸化還元反応を感知する分裂促進因子活性化タンパク質（Mitogen-Activated Protein：MAP）キナーゼ経路が活性化し、最終的にはインターロイキン6（IL-6）を代表とする炎症性のサイトカイン（細胞間の情報伝達物質）の産生、細胞死の誘導、免疫応答などの細胞運命を決定する役割を果たしていることが解明されています（文献７）。

第3章
活性酸素はどのように調べる、測定できる？

酸化ストレスについては、活性酸素（ROS）の産生に関する測定と、抗酸化力の測定で、その度合いを評価することができます。

1．活性酸素が生まれる要因から調べる活性酸素産生系の測定法

1）メチレンブルー・ヘモグロビン触媒法

血清中の活性酸素により酸化変性した過酸化脂質（Lipid Peroxidase：LPO)、脂質ペルオキシドを測定する方法です。実際には、血液に含まれるヘモグロビンの触媒下に、10-(N-メチルカルバモイド）3、1-(ジメチルアミノ)-フェノチアジンが反応して色素の一種であるメチレンブルーになる際に、脂質（ROOH）が過酸化脂質（R-OH）に変化するのを測定し、活性酸素産生量とする測定法です（文献８）（図４）。

図４．メチレンブルー・ヘモグロビン触媒法による血清過酸化脂質測定法

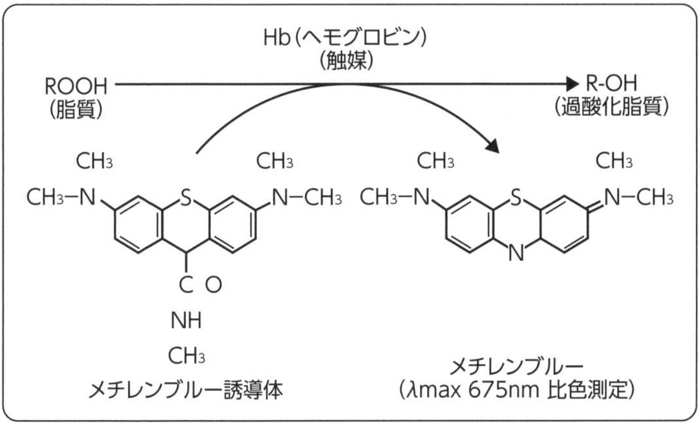

2）d-ROMs (derivative-Reactive Oxygen Metabolites：活性酸素代謝物）テスト

血清中の活性酸素代謝物（ROMs)、主としてヒドロペルオキシドが鉄分と反応して活性酸素のアルコキシラジカルおよびペルオキシラジカルになり、これらが試薬中のアルキル置換芳香族アミンを酸化し、ピンク色の誘導体が生成されます。この色のついた誘導体の発色強度がROMs濃度に比例することを利用した測定法です（文献９)。

2．活性酸素を消去する要因から調べる活性酸素消去系（抗酸化力）の測定法

1）SOD（Superoxide Dismutase：活性酸素消去酵素）の測定

SODは、活性酸素の一種スーパーオキサイドアニオンラジカル（・O_2^-）から酸素分子を消去、取り去り過酸化水素（H_2O_2）にする金属酵素で、細胞性の抗酸化防止機構を担っています（図5）。

図5．活性酸素の産生とSODによる
スーパーオキサイドアニオンラジカルの消去過程

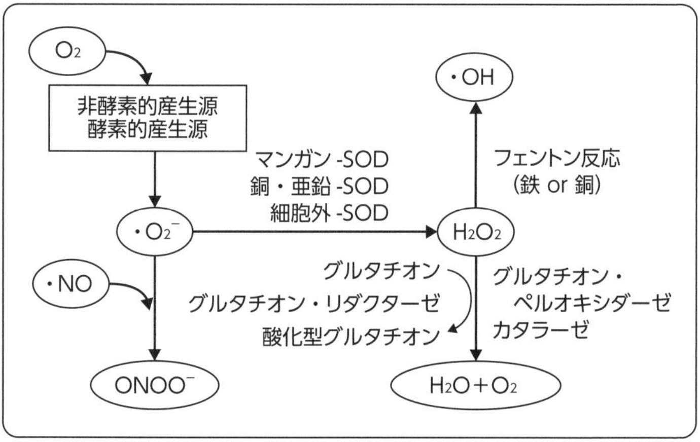

含有する金属に応じて銅/亜鉛-SOD（Cu/Zn-SOD）、マンガン-SOD（Mn-SOD）、鉄-SOD（Fe-SOD）の３種類があります。人では、細胞質性の銅／亜鉛-SOD、ミトコンドリアのマンガン-SOD、および細胞外SODの３種類が存在します。

このSODの変異が、家族性筋萎縮性側索硬化症（Amyotrophic Lateral Sclerosis：ALS）の患者の約20％に見られます。また、アルツハイマー病、パーキンソン病、ハンチントン病などの神経変性疾患にも関与していることから、それらの疾患の予防にSODが重要と考えられています。

SODの測定法としては、電子スピン共鳴（Electron Spin Resonance：ESR）法によるSOD様活性の測定法があります。実際には、ヒポキサンチン（HPX）が、ヒポキサンチンオキシダーゼ（XOD）によりキサンチン（XA）になる際に発生する活性酸素スーパーオキサイドアニオンラジカル（$\cdot O_2^-$）をラジカルトラップ剤（5,5-Dimethyl-1-Pyroline N-Oxide：DMPO）を使って捕捉し、このDMPO複合体が発生させるマイクロ波の周波数ごとの強度分布を表すスペクトルを装置で測定します。

SODが存在しない場合、スペクトル強度は最大となり（S_2）、測定する検体のSOD濃度によりスペクトルが弱くなります（S_1）。その検量線、予め量・活性のわかっている標準物質と、それに対する測定データとの間の関係を示したグラフからSOD様活性を算出します（文献10）（図６）。

図6．ESRによるSOD測定の実際

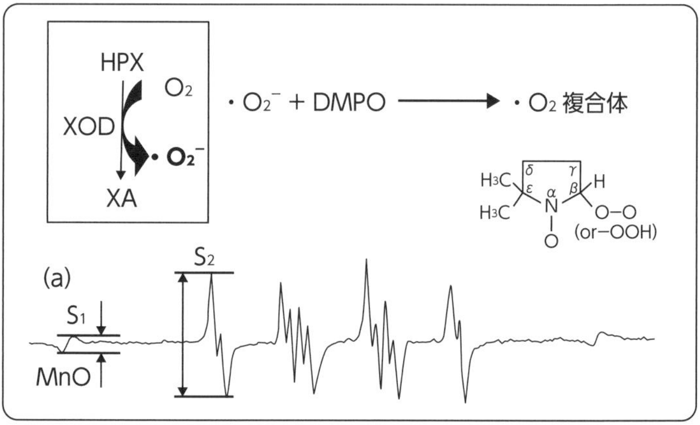

2）BAP（Biological Anti-oxidant Potential：生体抗酸化能）テスト

試薬中に存在する三価鉄（Fe3＋）が、血清中の還元性物質により二価鉄（Fe2＋）に還元されると、有色の試薬を含む溶液が無色に変化します。この色調の強度の変化は血清中の還元力に比例することから、試料中の還元力である抗酸化能を測定します（文献9、11）。

なお、BAPテストとともにd-ROMsテストは、ウイスマー社の酸化還元分析装置REDOXLIBRAで簡便に測定可能です（図7）。

図７．酸化還元分析装置REDOXLIBRA

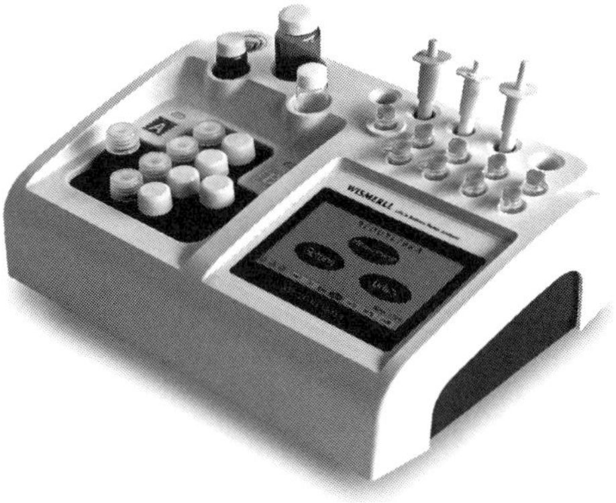

3）OXY吸着テスト（農産物の抗酸化能）

OXY吸着テストは、飲料・食品の抗酸化力を、次亜塩素酸の酸化に対する検体サンプルの消去能力、すなわち抗酸化能を迅速・簡便に測定するシステムです（文献12）。

測定手順は、サンプルを一定の濃度の次亜塩素酸が入っている測定容器に入れ混合し、温度を一定に保つためREDOXLIBRAのサーモスタットスペースで保温します。保温後、呈色液（サンプルに色を付ける液）を測定容器に滴下して混合します。この呈色液は捕獲されずに残っている次亜塩素酸に反応し、赤く色が変化します。この色が濃いほど次亜塩素酸が多いことを表すので、濃さの比較をすることで抗酸化能を測ることができるのです。測定では、REDOXLIBRAの光度計でサンプルの入っている溶液と入っていない溶液を比較し、その濃度の違いを結果として表示します。この数値が高いほど次亜塩素酸を多く吸収・消去したこととなり、サンプルの抗酸化能が高いことになります。

イタリアでは、この技術がワインの品質管理等、食品分野に広く応用されています。日本でも、土壌の違いによる農産物の抗酸化力をOXY吸着テストで検討し、有用微生物群を活用した、いわゆる有機農法が慣行農法に比べて抗酸化力・糖度の高い農産物が栽培できることが明らかにされています（文献13）。

今後は、どの飲料・食品に抗酸化力が強いかが解明され、生活習慣病の予防・健康の保持増進に活用されることが期待されます。

第4章
活性酸素は体にどんな作用をするのか、どのような病気をおこすか

1．活性酸素（ROS）が体に与える悪い作用

1）老化

① 老化とは

老化（senescence）と加齢（aging）は混同されやすいのですが、まず、加齢は生まれてから死ぬまでの物理的な時間経過です。一方、老化は加齢に伴う生理的な機能の低下で、遺伝的な要因、環境的な要因などにより、酸化ストレスなどに対しての適応力が低下することによりおこる変化であり、加齢のすすむ間に進行します。

老化の原因の一つは活性酸素による“体の錆び”と考えられています。また、活性酸素を消去する抗酸化力の低下も関与します。そしてこの老化は細胞レベルでは、生まれた直後から始まると考えられています。生まれた細胞はおよそ50回の細胞分裂が限界で、この限界まで分裂した細胞が老化細胞です。この老化細胞は再度の増殖ができず、停止します。この細胞分裂の限界を「細胞の寿命」といいますが、この法則が「ヘイフリックの限界」と呼ばれています。

QRコード3

長寿科学振興財団「健康長寿ネット」：
老化とは何か？

https://www.tyojyu.or.jp/net/kenkou-tyoju/rouka/rouka.html

この「ヘイフリックの限界」を決める要因が、染色体の中のDNAの末端にあるテロメアです。テロメアは細胞が分裂するたびにその長さが短くなることから「寿命時計」と考えられています。テロメアがある程度短くなるところまで細胞分裂が行われると、細胞の老化が始まります（図8）。

図8．テロメアの構造と、細胞分裂に伴う短縮

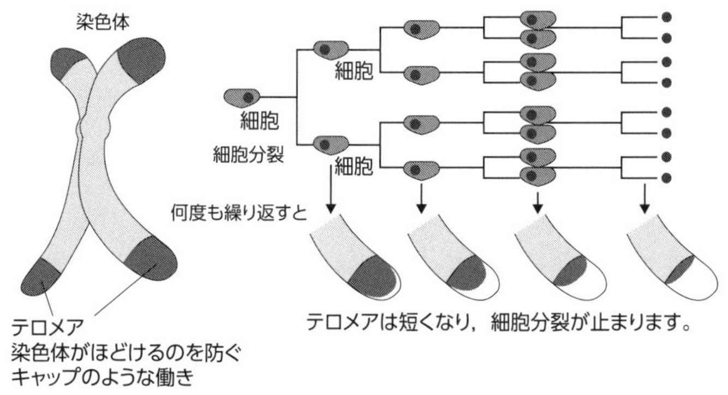

QRコード4

長寿科学振興財団「健康長寿ネット」：細胞の老化の原因と症状

https://www.tyojyu.or.jp/net/kenkou-tyoju/rouka/saibou-kotai-rouka.html

このテロメアの末端を調節しているのがテロメラーゼという酵素です。テロメラーゼの活性が高まるとテロメアの短縮がおこらずに細胞分裂が持続しますので、がんの発生にもつながります。一方、テロメラーゼの活性の低下によりテロメアが短縮すると、細胞死の一種アポトーシスがおこり、細胞の異常な増殖を抑えるので、がんの発生の予防につながっています。これは体の防御機構の一つでもあります。これらの細胞反応にはp53タンパク質が関与しており、このp53タンパク質によってDNAの複製や他の細胞増殖が停止します。そして傷害を修復できない場合には、傷害を受けた細胞にアポトーシスをおこさせます（「老化のテロメア理論」）。さらに、テロメアの傷害はp53タンパク質を活性化させ、ミトコンドリアの機能を調節するペルオキシソーム増殖因子活性化レセプター共役因子（Peroxisome Proliferators Activated Receptor-γ co-Activator：PGC）-1aの活性を抑え、ミトコンドリアの機能の低下や数の減少をおこします。そして、このミトコンドリア異常は、活性酸素に対する生産の閾値（活性酸素を生産するのに必要な最小の量）を低下させることにより、活性酸素がミトコンドリアDNAに傷害を与えやすくなることで、さらにミトコンドリアの機能を傷害するという悪循環に陥らせます（「老化のミトコンドリア説」）（文献14）（図９）。

また、老化細胞からは炎症性サイトカインなどが分泌されるので、老化細胞は臓器や組織の機能低下を引きおこし、さまざまな老化に関する疾患をおこします。

図９．核、ミトコンドリアと老化

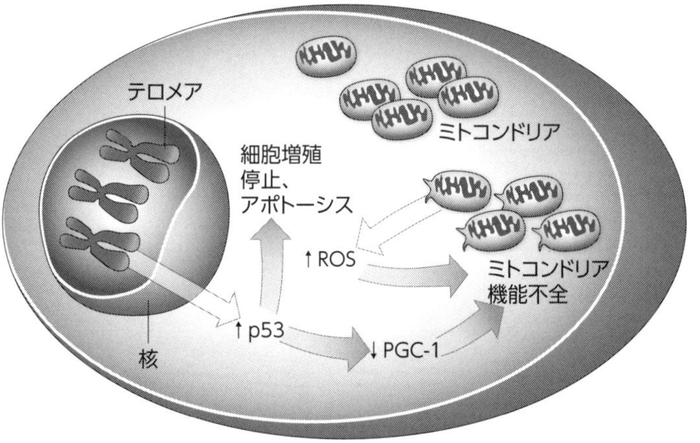

QRコード５

Nature ダイジェスト：
1つにつながった老化の理論

https://www.natureasia.com/ja-jp/ndigest/v8/n5/1つにつながった老化の理論/36511

老化のメカニズムに関する学説は多く、フリーラジカル説、突然変異説、エラー蓄積説、タンパク質架橋説、異常タンパク質蓄積説、生体膜異常説、細胞分化異常説、ミトコンドリア異常説などがありますが、ここでは活性酸素の関与する学説を中心に考えてみます。

i）活性酸素とミトコンドリア

活性酸素は、主にミトコンドリアでの酵素反応で産生されます。このミトコンドリアからの活性酸素の発生は、老化により増加し、増加した活性酸素はミトコンドリア自体も傷害し、より一層活性酸素が生み出され悪循環を形成します。

ii）DNAの傷害と修復

活性酸素は、DNAを構成するグアニンという塩基を酸化しDNAを傷害します。一方、傷ついたDNAにはそれを修復する機能が備わっていますので、多くは修復酵素により酸化傷害を受けた塩基が除去され、細胞機能が維持されます。しかしながら、酸化傷害を受けたグアニン塩基が複製されると、塩基の置換変化（DNAの塩基の１つが入れ替わること）で、突然変異がおきて細胞機能異常やがん化がおこります。そして、DNA傷害の蓄積が老化につながる役割を果たします。

ⅲ）生体膜に起こる変化

ミトコンドリアなどの細胞内の小器官では、細胞の外側を構成している生体膜が重要な役割をしています。この細胞膜を形成する脂質にはリン脂質である不飽和脂肪酸が多く含まれています。活性酸素はこの不飽和脂肪酸と反応して過酸化脂質をつくります。この過酸化脂質は生体膜の機能を変化させるだけでなく、周囲のタンパク質をも変化させ、生体膜の機能を傷害し、細胞の老化につながります。

ⅳ）異常タンパク質の蓄積

体の維持には、DNAを基に作られたタンパク質が重要な役割を果たしています。DNAや生体膜に傷害を受けても、その合成・分解や防御・修復に関わるタンパク質が適切に機能すれば生命は維持されますので、タンパク質の異常があると老化にもつながります。

異常タンパク質であるβアミロイドが脳細胞に蓄積するとアルツハイマー病をおこします。また、目のレンズのタンパク質であるクリスタリンの異常が白内障です。その他、神経変性疾患であるパーキンソン病、ハンチントン病、クロイツフェルト・ヤコブ病なども異常タンパク質による病気です。

活性酸素はこれらの異常タンパク質を生じる原因の一つと考えられています。また、異常タンパク質はそれを分解するプロテアソームという酵素により分解されますが、このプロテアソームの活性は老化で低下し、異常タンパク質の分解が遅くなってしまいます。

② 老化と遺伝子

老化は遺伝に強く影響を受けており、この老化遺伝子の一つが長寿遺伝子のサーチュイン（Silent Information Regulator Type：SIRT）遺伝子です。このサーチュイン遺伝子はDNAの遺伝情報を読み取ってタンパク質を合成するリボソーム遺伝子の数を一定に保つ作用があり、この数の一定の保持がゲノムや遺伝子をはじめとする遺伝情報の全体の安定化を維持し、寿命を延長させます。サーチュイン遺伝子には「老化時計」のテロメアの短縮を抑制する働きがあります。

サーチュイン遺伝子について注目されているのはアカゲザルの研究で、カロリー制限をしたアカゲザルの寿命が延長されたとする報告です（文献15)。これは、カロリー制限により不活化状態（オフ）にあったサーチュイン遺伝子が活性化（オン）になったからと考えられています。図10にその実験結果を示しますが、正常食のAとBのサルではAの顔は目、鼻、口とともに活力がなく、Bの体毛も脱毛が多く、尻尾もたれていることがわかります。すなわち、老化の兆候が見られます。一方、カロリー制限をしたCとDのサルでは、Cの顔も凛々しく、Dの体毛もふさふさとしており、尻尾も元気に上向いており、若さが保たれていることが明らかです。なお、カロリー制限の寿命に関する研究にはいくつかあり、結論には差異がみられますが、カロリー制限は、一部には活性酸素の働きを抑制することにより健康寿命を延伸すると考えられます。

図10．アカゲザルの研究結果：AとBは正常食、CとDはカロリー制限食

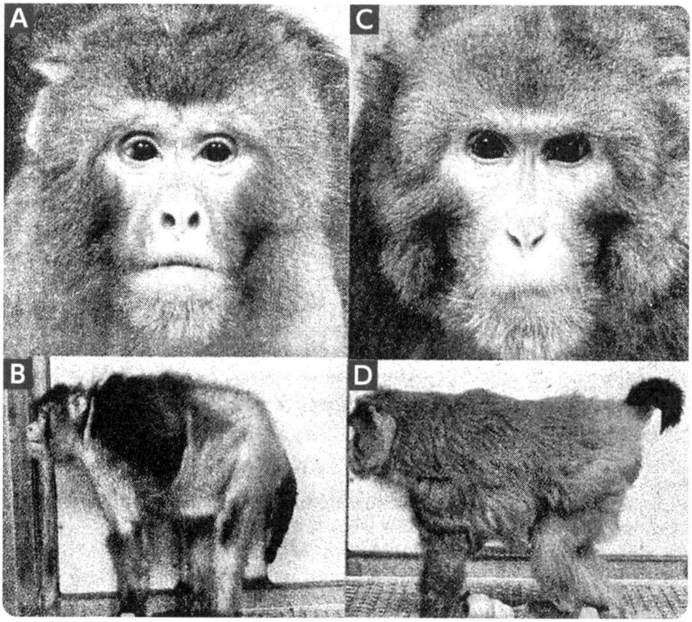

③ 老化とテロメア

前述したように、テロメラーゼの不活化、働きを失うことによりテロメアが短縮することが老化と考えられていますが、このテロメアは酸化ストレスにより短縮すると考えられています。具体的には、テロメアの部分のDNA塩基配列のなかのグアニン塩基が活性酸素により酸化され、この配列を持つDNAは複製の機能に支障が生じることで、短縮すると考えられています。

人間のテロメアの長さから、人間の生理的な寿命は120年と考えられています。事実、日本では100歳以上の「センテナリアン（centenarian）」が2022年９月現在90,526人（男性10,365人、女性80,161人、女性89％）で、110歳以上の「スーパーセンテナリアン（supercentenarian）」は、2020年で141人（男性１人、女性140人、女性99％）います。

④ 老化の指標

老化を予測する、体の中にある因子を「老化バイオマーカー」といいます。性ホルモンであるエストロゲン、テストステロンなどがその一つです。老化については４つの側面から評価します。

ⅰ）栄養面の機能

体格指数（BMI：体重÷身長（m）の２乗）、総コレステロール、アルブミン、血色素で評価します。

ⅱ）体力面の機能

握力、歩行速度、開眼片足立ちの3つの機能で評価します。

ⅲ）認知，こころの機能

認知状態、こころの状態、うつ状態の3つの機能検査から評価します。

ⅳ）社会面の機能

生活機能と外出頻度から評価します。

これらの老化指標に影響する重要な因子は、下記の６因子とされています。

（１）血圧・脈拍
（２）血液検査（糖尿病、腎機能）
（３）体組成
（４）現病歴・既往歴
（５）動脈硬化度評価
（６）口腔機能

QRコード6

長寿科学振興財団「健康長寿ネット」：老化の総合評価

https://www.tyojyu.or.jp/net/kenkou-tyoju/rouka/rouka-hyouka.html

2）がん

現在、私たちの２人に１人は一生のうちに何らかのがんにかかります。実際には、男性でがんになる確率は生涯で65.5％、女性で51.2％です。一生のうちに男女ともに、２人に１人ががんになります。また、がんは最大の死因であり、男性ががんで死亡する確率は26.2％、女性は17.7％です。このように、がんはすべての人にとって身近な病気です。したがって、がんの早期発見・早期治療、２次予防が重要となります。

QRコード７
国立がん研究センター公式「がん情報サービス」：がんの基礎知識：がんという病気について
https://ganjoho.jp/public/knowledge/basic/index.html

がんは、遺伝子、DNAが傷つくことによる病気です。そして、がんは段階を追って長い時間をかけて進行します。「多段階発がん」といわれます。傷がつく遺伝子には、細胞を増殖させるアクセルの役割をする遺伝子「がん遺伝子」と、細胞の増殖を停止させるブレーキとなる遺伝子「がん抑制遺伝子」があります。「がん遺伝子」には、EGFR遺伝子、HER2遺伝子、RAS遺伝子と呼ばれる一群の遺伝子があり、際限ない細胞増殖を引きおこします。一方、ブレーキに相当する「がん抑制遺伝子」には、TP53

遺伝子、RB遺伝子、BRAC1/2遺伝子などがあり、細胞の増殖を抑制したり、細胞のDNA傷害を修復したり、傷害した細胞に細胞死、アポトーシスを誘導し、異常細胞が無限に増殖しないようにブレーキをかけています。

DNAはA（アデニン）、G（グアニン）、T（チミン）、C（シトシン）の４つの塩基の組み合わせでできており、DNAの暗号はこのうちの３つの塩基の組み合わせで決まっています。この塩基の一部が他の塩基に置き換わり、あるいは失われ、塩基配列に間違いが生じると突然変異がおこり、がん遺伝子の活性化やがん抑制遺伝子の不活化がおこりがんを発生させていきます。

活性酸素は、DNAを直接傷つけるか、DNAの塩基文字を変化させて突然変異をおこし、がんを誘導します。また、活性酸素はDNAの傷害を修復する酵素の働きを低下させ、DNAの傷害が修復されなくなることでがんの発生につながります。

さらに活性酸素は、DNAを保護する酵素であるテロメラーゼの活性を抑制します。テロメラーゼの活性の低下は「寿命時計」テロメアを短縮させ、細胞の老化を進行させ、がん発生のリスクを高めます。

がん細胞は無制限に細胞分裂ができるわけですが、これにはテロメアの短縮がおこらないことが重要となります。そしてこのテロメアの短縮を調節しているのがテロメラーゼです。この細胞不死化酵素によりテロメア長が維持され、細胞が無制限に細胞分裂を繰り返し、細胞のがん化がおこります。これが従来のテロメラーゼによるがんの発生メカニズムです。

テロメラーゼとがんに関しての最近の重要な情報は、国立がん研究センターを中心とするグループからの報告です。従来は、テロメラーゼの細胞不死化酵素としてのがん化メカニズムでしたが、この報告は、テロメラーゼの新たながん化メカニズムの解明です。テロメラーゼが、サイクリン依存性キナーゼ１（Cyclin-Dependent Kinase 1：CDK1）（細胞周期の分裂期に作用するキナーゼ）によりリン酸化（タンパク質にリン酸塩基を付ける化学修飾）され、新たな酵素活性を獲得すると、がん化に関する遺伝子の発現に影響して、細胞のがん化にかかわるという新たなメカニズムの解明です。したがって、このテロメラーゼの新たな機能を抑制するという全く新しいタイプのがん治療法の開発が期待されています。

QRコード８
国立がん研究センター：プレスリリース
https://www.ncc.go.jp/jp/information/pr_release/2020/0325/index.html

さらには、活性酸素はT細胞やナチュラルキラー（Natural Killer：NK）細胞などの免疫細胞の活性を低下させ、がん細胞に対する免疫の監視が不十分となることにより、がんの発生や進展を促進します。

このように、活性酸素はDNA、テロメアに直接的または間接的に傷害を与え、あるいは免疫システムの機能の低下を引き起こすことによりがんの発生に関与しています。

がんと酸化ストレスとの関連については、とくに大腸がんの予後との関連の報告が多くみられます。外国では、ヨーロッパ11か国の1,064名の大腸がん患者と、年齢・性別などを合わせた1,064名の対照者の、３年間の後ろ向き症例対照研究（過去３年間にわたる継続的ながんの発症を比較した研究）で、d-ROMs（活性酸素代謝物）値の高値が大腸がんの予測因子、すなわち、d-ROMs値が高いとがんの発症が多いことを明らかにしています（文献16）。また、日本でも、大腸がんの切除手術後の術後補助化学療法を受けた53名の５年間にわたる追跡調査で、術後のd-ROMs値が術前よりも高い症例では、その予後が悪いことが報告されています（文献17）。また、最近の報告でも、大腸がん手術後の163名の患者での生存率について、d-ROMs値が高いグループで予後が悪い、死亡率が高いことが報告されています（文献18）。さらに、免疫チェックポイント阻害薬を使用した例ではd-ROMs値が低下したことも報告されています。これらの報告はがんに対する免疫と活性酸素との関連性を示す結果と考えられます。

3）肥満

肥満の判定基準については、現在、わが国をはじめ国際的にも「体重（Kg）÷身長（m）の2乗」で算出される体格指数（Body Mass Index：BMI）が用いられています（表1）。なお、体脂肪分布については、臍の高さでのウエスト周囲長で評価します。男性≧85cm、女性≧90cmを高リスク、内臓脂肪が多いとします。また、内臓脂肪面積（Visceral Fat Area：VFA）は，臍の高さの一枚のCT画像により評価します。VFAが100cm^2を超えると、男女ともに内臓脂肪蓄積、内臓脂肪型肥満の指標となります。なお、VFA100cm^2は、男性でのウエスト周囲長85cm、女性での90cmに相当します（文献19）。

QRコード9
厚生労働省 e-ヘルスネット：肥満と健康
http://www.e-healthnet.mhlw.go.jp/information/food/e-02-001.html

表1．肥満の診断基準（文献19）

BMI（kg/m^2）	判定	WHO基準
＜18.5	低体重	Under weight
18.5≦、＜25.0	普通体重	Normal range
25.0≦、＜30.0	肥満（１度）	Pre-obese
30.0≦、＜35.0	肥満（２度）	Obese class Ⅰ
35.0≦、＜40.0	肥満（３度）	Obese class Ⅱ
40.0≦	肥満（４度）	Obese class Ⅲ

肥満状態では、脂肪細胞の組織内で酸化ストレスが増加していますが、これには活性酸素産生酵素であるキサンチンオキシダー

図11．LPO活性と肥満の関係

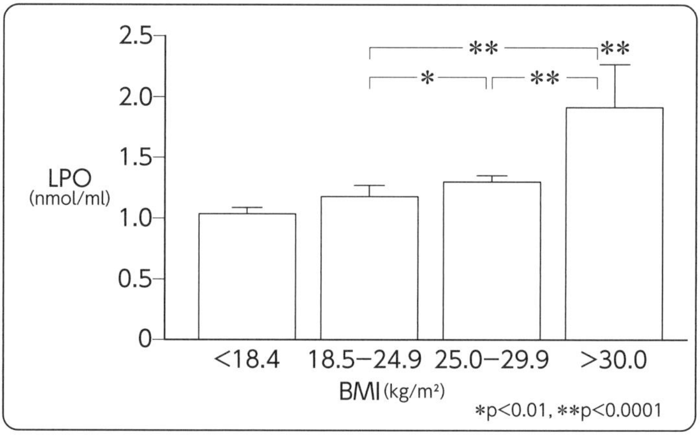

ゼが重要な役割を果たしています。この酸化ストレスは、メタボリックシンドロームによる病気の発生に大きく影響する一方で（文献19）、脂肪組織から分泌されるアディポネクチンを抑制することで肥満の制御ができなくなると考えられています。また、抗酸化酵素のスーパーオキサイドジスムターゼ（SOD）などが減少することにより、活性酸素の発生が促され、酸化ストレスが進行していきます（図11、12）。

私たちの研究でも、酸化ストレスである過酸化脂質（Lipid Peroxides：LPO）はBMIの増加、肥満に伴い増加すること（図11）、また、BMIの増加、肥満に伴い抗酸化作用であるSOD活性

図12. SOD活性と肥満の関係

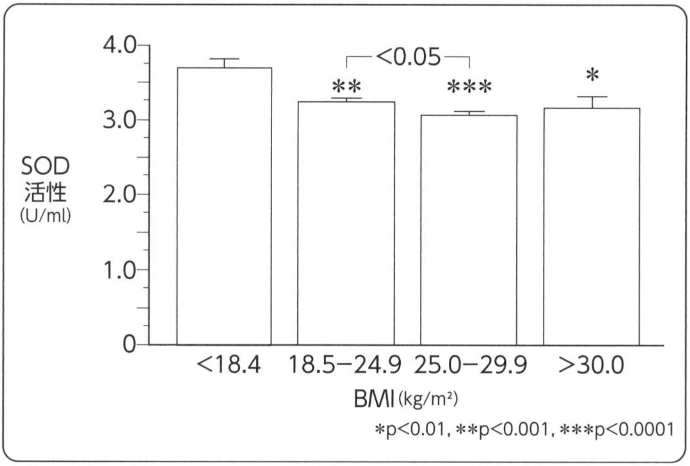

が低下していることがわかりました（図12)。つまり、肥満により抗酸化力が低下し、その結果として酸化ストレスが増加するということを示しています。

図13は、抗酸化酵素SODの活性と、メタボリックシンドロームの構成因子であるBMI、血圧、中性脂肪（トリグリセライド：TG)、空腹時血糖（FPG）の関係を示しました。SOD活性の低下に伴い、BMIは増加し、収縮期（最大）血圧（SBP)、拡張期（最

図13. SOD活性の４分位（quartile）とメタボリックシンドローム構成因子との関係

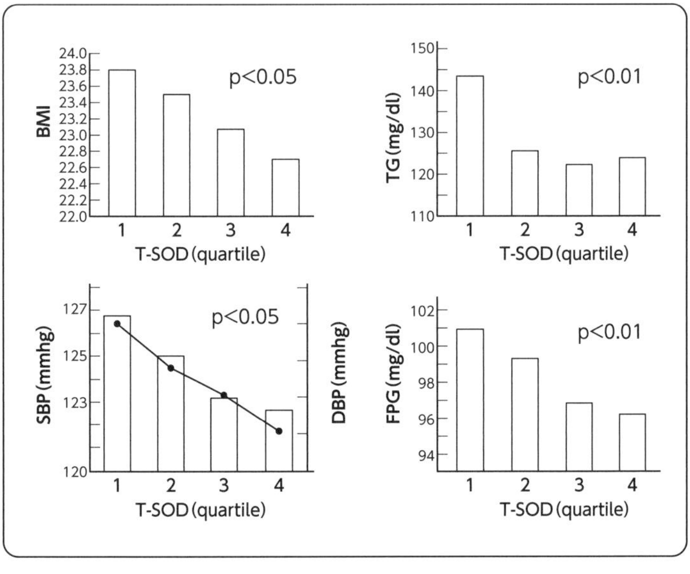

小）血圧（DBP）も上昇し、中性脂肪、空腹時血糖も増加していました。これらの成績は、内臓脂肪に由来する抗酸化力の低下がメタボリックシンドロームに重要な役割を果たしていることを示すものです（文献20）。

この酸化ストレスが増大した脂肪細胞でおこる現象によって影響を受けるのがインスリンの分泌です。ストレスに応答する分裂促進因子活性化タンパク質（MAP）キナーゼ、核内因子カッパB（Nuclear Factor-κB：NF-κB）などのシグナルが活性化し、腫瘍壊死因子（Tumor Necrosis Factor：TNF）-α、単球走化性タンパク質（Monocyte Chemoattractant Protein：MCP）-1、

図14. 酸化ストレスバランスとメタボリックシンドロームの病態形成

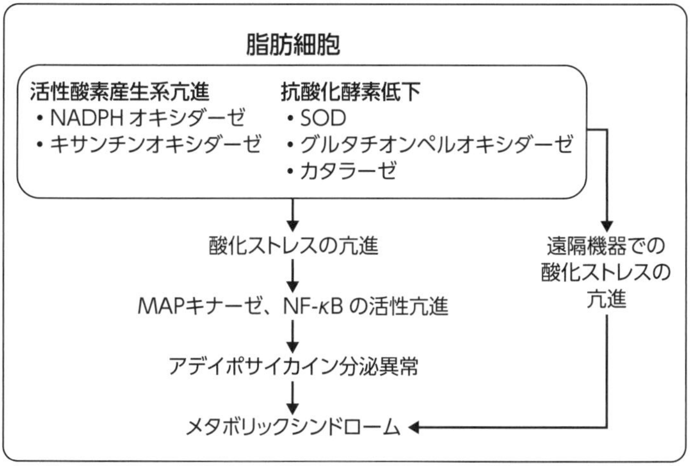

アデイポネクチンなどのさまざまなアディポサイトカインの分泌に異常をきたしています（図14）。

そして、脂肪細胞から過剰に分泌されるこれらの炎症性サイトカインや遊離脂肪酸は、肝臓や骨格筋の炎症シグナルを活性化してインスリン抵抗性、インスリンは分泌されていてもその働きが悪くなることをもたらし、糖尿病をおこします。

4）高血圧

高血圧は、収縮期（最大）血圧が140mmHg以上、かつ/または拡張期（最小）血圧が90mmHg以上と定義されています（表2）（文献21）。

QRコード10

厚生労働省 e-ヘルスネット：高血圧

https://www.e-healthnet.mhlw.go.jp/information/metabolic/m-05-003.html

高血圧が続くと、血管への血圧による負荷などによって動脈硬化をおこし、脳梗塞をはじめとする脳血管疾患、心筋梗塞をはじめとする心血管疾患をおこします。また、高血圧は透析療法が必要となる末期腎不全の原因疾患の第3位でもあります。したがって、140/90mmHg以上の高血圧が持続すると血圧を下げる薬、降圧薬の使用が必要となります。

降圧薬の目的は、動脈硬化性疾患である脳梗塞、心筋梗塞の予防、さらには透析療法の予防です。予防であるからこそ、皆様が「服薬をはじめたらやめられないからいやだ」と思われていることは誤解であり、高血圧の治療は、予防であることから継続が必要となるのです。

なお、生活習慣を変えることにより、薬を減らす、あるいは休薬することもありますが、この点についてはかかりつけ医の判断によります。決してご自身の判断で服薬をやめることはしないでください。そして、治療目標値は、脳梗塞・心筋梗塞の予防には

表2．成人における血圧値の分類（mmHg）（文献21）

分類	診察室血圧 収縮期血圧　拡張期血圧	家庭血圧 収縮期血圧　拡張期血圧
正常血圧	＜120かつ＜80	＜115かつ＜75
正常高値血圧	120-129かつ＜80	115-124かつ＜75
高値血圧	130-139 かつ/ または80-89	125-134かつ/ または75-84
I度高血圧	140-150 かつ/ または90-99	135-144 かつ/ または 85-89
II度高血圧	160-179かつ/ または100-109	145-159かつ/ または90-99
III度高血圧	≧180 かつ/ または≧110	≧160かつ/ または≧100
（孤立性） 収縮期高血圧	≧140 かつ ＜90	≧135かつ＜85

診察室の血圧で130/80mmHg未満、家庭の血圧で125/75mmHg未満です。

さて、高血圧と活性酸素との関連性については、実験高血圧モデルの研究から明らかにされています。すなわち、高血圧を自然に発症するラット（Spontaneously Hypertensive Rat：SHR）においては活性酸素を発生させる酵素NADPHオキシダーゼが活性化しており、これにより活性酸素が過剰に生み出されています。そしてこの活性酸素が血管内皮細胞で血管を弛緩させる作用を持

図15. NADPHオキシダーゼの活性を亢進させる因子と高血圧の発症機序

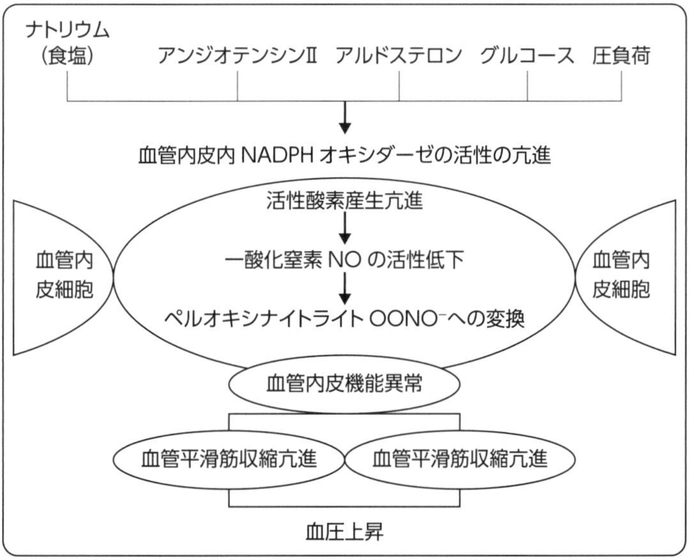

つ一酸化窒素（Nitric Oxide：NO）と反応し、より強力な活性酸素であるペルオキシナイトライト（$ONOO^-$）となり、血管内皮機能である血管を弛緩させる作用が低下し、血管平滑筋の収縮が進んで血圧が上昇することが証明されています。

この活性酸素を生産するNADPHオキシダーゼを活性化させる因子としては、食塩（ナトリウム）、アンジオテンシンII、アルドステロン、グルコース（血糖）、圧負荷などがあります（図15）。

とくに食塩については、食塩を投与すると高血圧が発症するラット（Dahl食塩感受性ラット）においては、血圧が上昇するとともに腎臓での活性酸素発生が増加しています。そして、このラットでは抗酸化酵素スーパーオキサイドジスムターゼ（SOD）の活性が低下していることも報告されています。また、このDahl食塩感受性ラットに抗酸化物を投与すると、食塩負荷による高血圧の発症が抑制されることも明らかにされています（文献22、23、24）。このように、実験的には高血圧と酸化ストレスとの関連性は明確です。

人間においても、本態性高血圧（原因が明らかでなく、遺伝的な要素とともに生活習慣により血圧が上昇する高血圧）の患者では血圧の正常な人に対して血中の活性酸素レベルが高く、また、高血圧の家族歴のある人でも活性酸素レベルが高いことが報告されており（文献25）、活性酸素と高血圧の関連性は明らかとなっています。

アンジオテンシンII（人間にとって最も血管を収縮させる作用のある物質）との関連では、本態性高血圧患者にこの活性を抑えるアンジオテンシンII受容体拮抗薬（Angiotensin II Receptor Blocker：ARB）を投与すると、血圧の低下とともに酸化ストレスが減少することが報告されており、アンジオテンシンIIと活性酸素の関係も明らかとなっています（文献26）。

私たちの、酸化ストレスの指標であるd-ROMsテストを用いた

図16. d-ROMsテストと収縮期血圧との関係

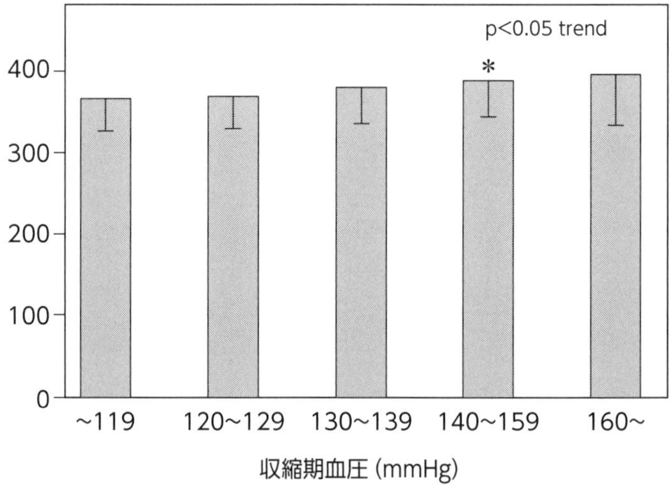

*p<0.05 vs ～119

研究でも、d-ROMs値の増加に伴う血圧の上昇が明らかになっています（図16）（文献27）。

したがって、高血圧症に対しては、適切な降圧薬による治療とともに、酸化ストレスを減少させる、また、抗酸化作用を増強させる生活習慣、とくに、食事では減量とともに減塩、さらにはウォーキングなどの軽い有酸素運動が必要となります。

5）糖尿病

糖尿病は、空腹時血糖が126mg/dL以上かつHbA1c（ヘモグロビンA1c）が6.5%以上、あるいは食後の随時の血糖または75g糖負荷の２時間後の血糖が200mg/dL以上で糖尿病と診断されます（文献28）。

QRコード11

厚生労働省 e-ヘルスネット：糖尿病
https://www.e-healthnet.mhlw.go.jp/information/metabolic/m-05- 002.html

糖尿病も高血圧症と同様に、細動脈の動脈硬化から糖尿病細小血管合併症である糖尿病3大合併症の糖尿病網膜症、糖尿病性神経障害、糖尿病性腎症をおこします。また、心筋梗塞、脳梗塞などの太い血管の合併症や、閉塞性動脈硬化症などさらに太い血管にも合併症をおこします。とくに糖尿病性腎症は、透析療法が必要となる最大の原因です。したがって、高血圧症と同様に、糖尿病のコントロールは重要課題となります。糖尿病合併症予防のための治療の目標値は、空腹時血糖では130mg/dL未満、HbA1cでは7%未満です。

糖尿病と活性酸素の関連についても明らかになっています。動物実験では、糖尿病モデル動物に抗酸化物を投与すると、糖尿病の改善とともに血圧が低下することが報告されています。これは、グルコース（血糖）が血管内皮細胞での活性酸素を発生させるNADPHオキシダーゼを活性化する作用に関連するものです（文献29）。

この高血糖によるNADPHオキシダーゼの活性は、タンパク質をリン酸化する酵素のプロテインキナーゼCが活性化することに

図17. 高血糖と酸化ストレスによる糖尿病ならびに糖尿病合併症の発症メカニズム

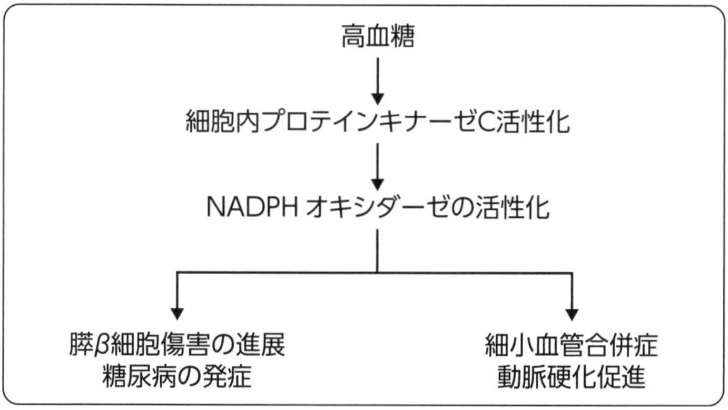

よるもので、その結果、酸化ストレスが増大して、膵臓でインスリンの分泌を担うβ細胞を傷つけ、糖尿病を発症するとともに、糖尿病細小血管合併症、また太い血管の動脈硬化をおこします（図17）（文献30）。

また、高血糖は脳内の視床下部で、酸化ストレスに対する防御をする機構に必要なセレノプロテインの活性を低下させ、酸化ストレスが増大します。その結果、インスリン抵抗性（インスリンは分泌されていてもその働きが悪くなること）による糖尿病の発症、レプチン抵抗性（レプチンは分泌されていてもその働きが悪くなること）による肥満に基づく糖尿病が発症します（図18）（文献31）。

図18. 視床下部での酸化ストレスによる糖尿病の発症メカニズム

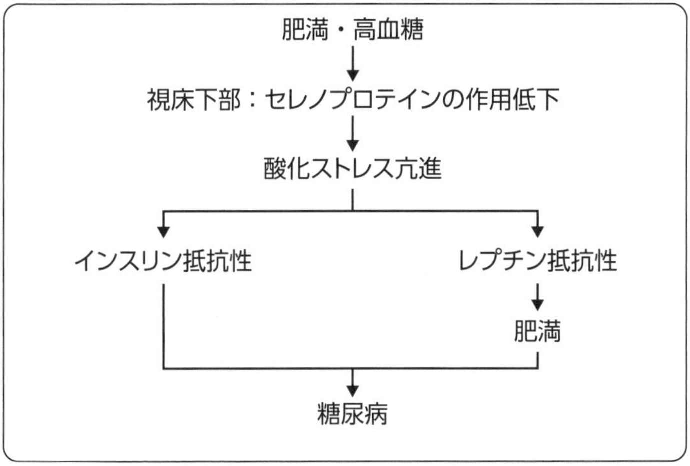

また私たちも、人間ドック健診受診者での酸化ストレス度の指標であるBAP/d-ROMs比を用いた研究を行いました。75g経口糖負荷試験（75gのブドウ糖が溶けた液体を飲んでもらい、その後の血糖値や血中インスリン濃度の変動を調べる試験）に基づく健常者（Nor）、境界型糖尿病（IGT）、糖尿病（DM）の３つのグループ、ならびにインスリン抵抗性指数（HOMA-IR）の３分位（HOMA-IRが低いところから高いところまで）を、全体の25％未満、25％～74％、75％以上の３つのグループに分けました。その結果、BAP/d-ROMs比の低下、すなわち酸化ストレス度の増大に伴い糖への反応に異常が起こること（図19）、また、空腹時血糖、HbA1c、インスリン抵抗性指数がBAP/d-ROMs比（酸化ストレ

図19. 75g糖負荷試験の群別とインスリン抵抗性HOMA-IRの群別での酸化ストレス度BAP/d-ROMs比の比較

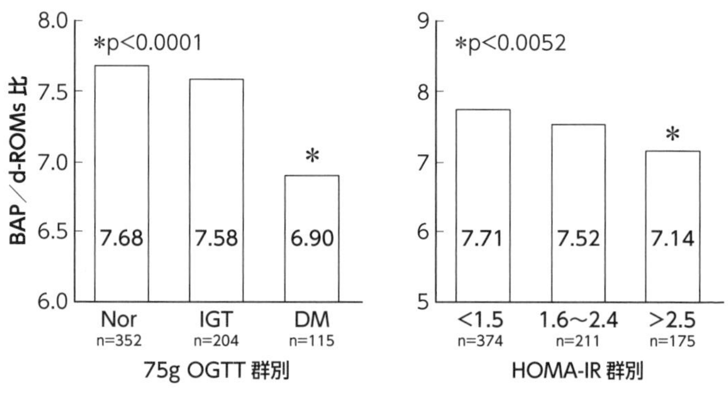

ス度）の増加に伴い悪化することを報告しています（図20）。

　また、動脈硬化の指標である弾性血管（太い血管）の脈波伝播速度（Pulse Wave Velocity：PWV）（心臓からの血液が上腕の血管に流れてくる時間と、足首の血管に流れてくる時間の差、この時間は、血管が柔らかいとゆっくりで長く、硬いと早く短くなり、動脈硬化の指標となります）と、筋性血管（細い血管）の頸動脈内膜中膜複合体厚（Intima-Media Thickness：IMT）も酸化ストレス度の増大に伴って悪化することが認められました（図21）。このように、人間においても酸化ストレスが糖尿病の発症ならびに血管合併症、動脈硬化の発症に関与していることが明確なのです。

図20. BAP/d-ROMs比と糖代謝関連指標との関係

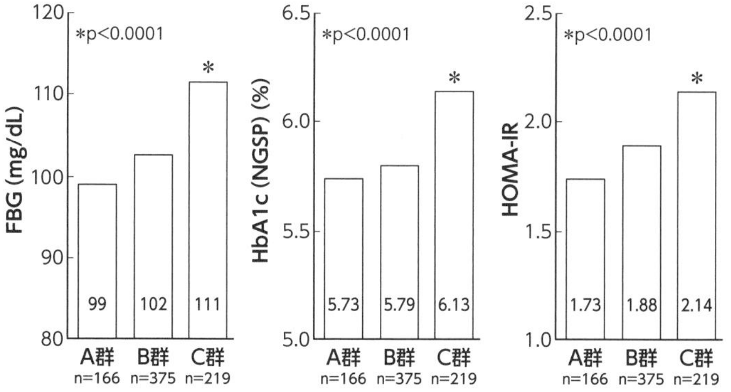

図21．BAP/d-ROMs比と動脈硬化関連指標のPWVとIMTとの関係

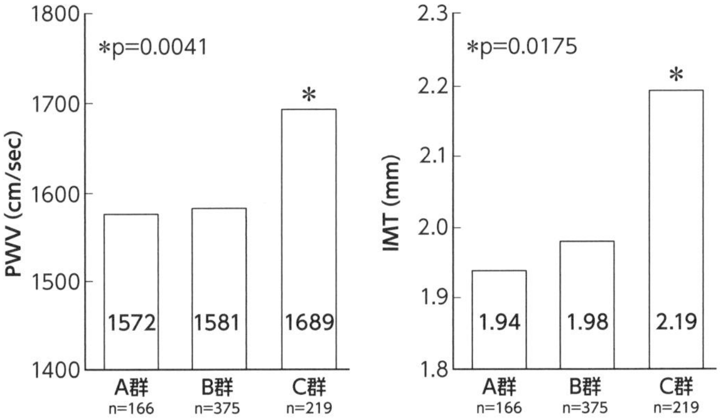

表3．健常人が糖尿病を発症する予測因子

項目	オッズ比	95% CI	p値
BMI	1.48	0.85 – 2.59	
収縮期血圧	1.65	1.20 – 2.75	0.053
拡張期血圧	1.09	0.63 – 1.88	
空腹時血糖	6.38	3.37 – 11.09	＜0.0001
HbA1c	7.46	4.27 – 13.05	＜0.0001
LDL-C	1.18	0.69 – 2.01	
HDL-C	0.35	0.05 – 2.65	
CRP	2.38	11.10 – 5.15	0.04
e-GFR	0.81	0.38 – 1.72	
d-ROMs	3.62	2.12 – 6.17	＜0.0001
BAP	2.20	1.32 – 3.68	0.005
BAP/d-ROMs	2.00	1.09 – 3.64	0.018

・オッズ比…糖尿病が発症する確率の比
・95%信頼区間（Confidence Interval：CI）…同じ試験を繰り返したときの結果の範囲のうち、95%の試験結果が収まる範囲のこと（区間推定）

さらに、私たちの糖尿病の発症を予測する縦断研究（健常な人を5年間にわたり観察して、糖尿病がおこる原因を調べる研究）では、人間ドック健診受診者の中で、健常な人が４年後に糖尿病を発病する可能性を調べると、空腹時血糖の高い受診者の糖尿病になる可能性は、空腹時血糖が正常である受診者に比較して6.38倍と高くなっています。また、HbA1cにおいても7.46倍、さらにはd-ROMs値 で3.62倍、BAP値 で2.20倍、BAP/d-ROMs比 で2.00倍と、それぞれ独立して糖尿病の発症を予測できる要素であることが明確にされました（表３）。

このように、酸化ストレスは糖尿病の発症とともに、糖尿病の合併症、とくに動脈硬化症の発症にも関与していることが明らかです。したがって、糖尿病の発症ならびに合併症の予防については、血糖のコントロールとともに、酸化ストレス対策が最重要課題となります。

6）脂質異常症

脂質異常症は、血液中にコレステロールが増加する場合、中性脂肪（トリグリセリド）が増加する場合と、コレステロールと中性脂肪の両者が増加する場合があり、これらの異常により動脈硬化に基づく病気をおこします。脂質異常症は、体質あるいは遺伝子異常に基づいて発症する原発性脂質異常症と、さまざまな疾患が原因でおこる続発性（二次性）脂質異常症に分類されます。

これらの脂質異常症で臨床的に問題になることは、将来の冠動脈疾患（心筋梗塞）あるいはアテローム血栓性脳梗塞を発症しやすい点、すなわち、脂質異常症がこれらの動脈硬化性疾患の危険因子（リスク）であることです（文献32）。

QRコード12

厚生労働省 e-ヘルスネット：脂質異常症

https://www.e-healthnet.mhlw.go.jp/information/metabolic/m-05-004.html

脂質異常症の診断は、下記の基準によります（文献32）。

表４．脂質異常症の診断基準（文献32）

LDL コレステロール	140mg/dL以上 120～139mg/dL	高LDLコレステロール血症 境界域高LDLコレステロール血症
HDL コレステロール	40mg/dL未満	低HDLコレステロール血症
トリグリセリド	150mg/dL以上	高トリグリセリド（中性脂肪） 血症（空腹時採血）
Non-HDL コレステロール	170mg/dL以上 150～169mg/dL	高non-HDLコレステロール血症 境界域non-HDLコレステロール血症

治療の目標値は、一次予防では、低リスクではLDLコレステロールを160mg/dL未満、中リスクでは140mg/dL未満、高リスクでは120mg/dL未満とします。また、二次予防（再発の予防）

図22. 頸動脈の粥状硬化巣（プラーク）の超音波所見

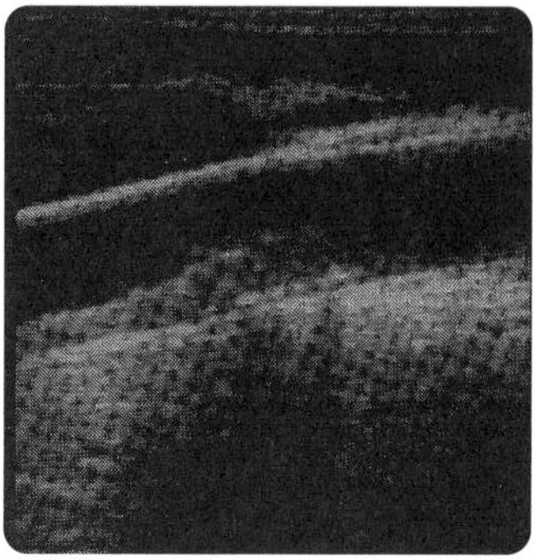

では、100mg/dl未満、とくに冠動脈疾患の既往のある人では70mg/dL未満とします。なお、中性脂肪は150mg/dL未満、HDLコレステロールは40mg/dl以上とします。

脂質異常症、とくに高LDLコレステロール血症が心筋梗塞や脳梗塞などの動脈硬化性疾患をおこすには、活性酸素が密接に関連しています。重要なのは、動脈硬化症の血管病変には活性酸素により酸化変性したLDLコレステロール（酸化LDLコレステロール：oxidized LDL：ox-LDL）が粥状硬化巣（プラーク）を形成することです（図22）。このプラークにはox-LDLだけではなく、活性酸素により増加する炎症性サイトカインにより増殖した血管の中膜平滑筋細胞も取り込まれています。このプラークが血栓となり血管を塞ぐことで梗塞をおこします。これが心筋梗塞や脳梗塞の成り立ちです。このように脂質異常症と活性酸素には密接な関連があります（図23）。

図23. 粥状硬化巣（プラーク）の成因における活性酸素の役割

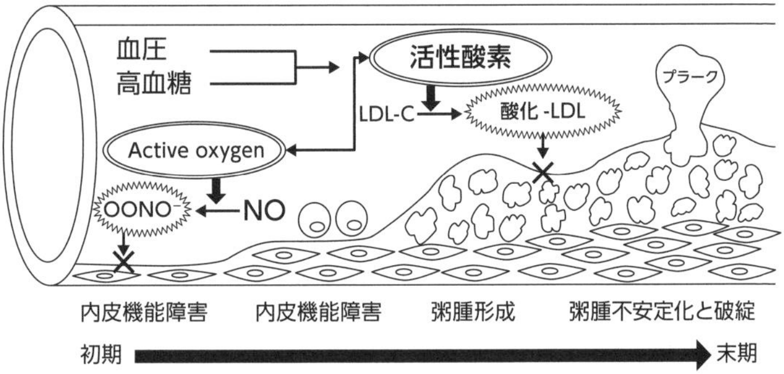

7）動脈硬化症

これまでも述べてきたように、肥満、高血圧、糖尿病、脂質異常症などにより、活性酸素を発生させる酵素NADPHオキシダーゼが活性化されます。動脈硬化症は、これにより増加した活性酸素が血管の炎症を引きおこし、LDLコレステロールを酸化変性させプラークが形成されることで起こります。そして、このプラークが血栓となり、心血管を閉塞して心筋梗塞を、脳血管を閉塞して脳梗塞をおこします。

QRコード13

厚生労働省 e-ヘルスネット：動脈硬化

https://www.e- healthnet.mhlw.go.jp/informsation/dictionary/metabolic/ym-082.html

動脈硬化症の診断は、血管にプラークがあるかを確認することにより行います。最も簡便な方法は頸動脈の超音波検査です。これは、両側の頸動脈を超音波で検査するもので、頸動脈の内膜と中膜の複合体の厚さ（Intima-Media Thickness：IMT）と、プラークの有無を調べます。この頸動脈は１cm未満の細い血管（筋性血管）です。具体的には、IMTが1.1mm以上の肥厚、あるいは局所的に1.3mm以上のプラークの有無で診断します。

太い血管（弾性血管）の動脈硬化の診断では、両側の足首と両側の上腕の4か所の血圧値から次のように判定します。１つは足首と上腕の血圧の比である足関節上腕血圧比（Ankle-Brachial Index：ABI）と、もう１つは脈波伝播速度（Pulse Wave Velocity：PWV）です。ABIが0.9未満のとき、計測した側の下肢の動脈の狭窄、すなわち閉塞性動脈硬化症が疑われます。また、PWVについては身長による補正が必要ですが、1400mm/秒以上で動脈硬化症が疑われます。

心臓の血管、冠動脈の動脈硬化については、単純コンピュータ断層撮影（Computed Tomography：CT）検査で冠動脈の石灰化の進行度合い（アガストンスコア）を測定し評価する方法があります。より精密には造影剤を使用した３次元のCT検査で評価します。その結果より、最終的にはカテーテルを用いた冠動脈の造影検査（Coronary Angiography：CAG）で確定診断を行います。なお、最近では、磁気共鳴血管撮影（Magnetic Resonance

Angiography：MRA）検査で評価しています。このMRA検査では、冠動脈のみならず脳血管をはじめとした全身の血管の動脈硬化の評価が可能となっています。

動脈硬化症と診断された際には、そのリスク要因となる肥満、高血圧、糖尿病、脂質異常症などの管理が必要となります。また、活性酸素の生成を抑制することは動脈硬化症の発症予防や治療にもつながりますので、食事では抗酸化作用のあるポリフェノールの多い食品、また、ビタミンC、ビタミンEそしてβカロテンを多く含む食品を摂るようにします。また、運動では軽い有酸素運動が有効です。ことにウォーキングが有効です。そして、ストレスを減らすこと、喫煙者は禁煙をすること、肥満者は減量をすることが必要となります。

① 狭心症・心筋梗塞（虚血性心臓病）

虚血性心臓病には、狭心症と心筋梗塞があります。虚血とは、心臓に栄養を送る冠動脈の動脈硬化によって血液の流れが悪くなった状態をいいます。

狭心症は、動脈硬化により狭くなった冠動脈への血液の流れが悪くなった状態で、運動などで体を動かす、あるいは階段などを上り下りするような労作時に冠動脈の血流が不十分となり、心筋が虚血状態となって胸が圧迫されるような胸痛の発作が繰り返しおこります。労作性狭心症ともいいます。数分以内に収まることが多いですが、冠動脈を拡張させるニトログリセリンを舌下して発作をなるべく早く抑えます。狭心症は心筋梗塞の前兆ですので、かかりつけ医に受診して専門医を紹介してもらう必要があります。

心筋梗塞は、動脈硬化により形成されたプラークが破綻してできる血栓により冠動脈が閉塞し、心筋の酸素が不足して心筋の細胞が壊死、壊れてしまう状態です。急激な胸痛発作がおこり、呼吸困難、激しい脈の乱れ、吐き気、冷や汗や顔面蒼白などの症状を伴います。痛みは20分から数時間にわたることがあります。その痛みは胸だけではなく、胃のあたりや、ことに左の腕から肩などにもおこることがあります。これが放散痛です。心筋梗塞は適切な治療がなされないと死に至ることがあります。病院で治療を受けても５～10%の方は救命できないことが報告されています。心筋梗塞は日本人の死因の第２位です。

虚血性心臓病の治療は心臓カテーテルによる心臓カテーテル治療（Percutaneous Coronary Intervention：PCI）が主です。心臓カテーテル検査で狭くなっているところや閉塞しているところを見つけて、その部位を風船（バルーン）を膨らませて血管を拡張します。これがバルーン療法です。また、バルーンで拡張した血管に金属を網の目状にした筒（ステント）を留置し、血管を内側から補強するのがステント療法です。

また、冠動脈の狭窄部位によっては冠動脈バイパス術

（Coronary Artery Bypass Grafting：CABG）が行われる場合があります。最近のCABGは人工心肺、体外循環を行うポンプを使用しないoff（ポンプ）-CABGが3分の２を占めるようになり、患者さんの負担が少なくてすむようになっています。

虚血性心臓病の基本的病態は動脈硬化ですので、その成り立ちにおける活性酸素の関与については前述したとおりですが、心筋梗塞ではさらに深い関与があります。それは虚血再灌流といわれる状態のときです。血栓により長時間心筋への血流が阻まれ、心筋が虚血（酸素不足）になるとエネルギーの供給不足で心筋が壊死してしまいます。虚血した部位に再び血液が流れ込む（血流が再灌流する）と、その部位に活性酸素が発生して心筋細胞を傷つけます。虚血状態の細胞では、エネルギーであるアデノシン三リン酸（ATP）が使われた結果、アデニンからヒポキサンチンが生み出されます。酸素が再び供給されるとヒポキサンチンをキサンチンへ、さらには尿酸へと代謝する過程で活性酸素、主にスーパーオキサイドアニオンラジカル（・O_2^-）、ヒドロキシラジカル（・OH）が発生して細胞を傷つけるというわけです。これが虚血再灌流障害（Reperfusion Injury）における活性酸素の関与です。

心血管疾患と酸化ストレスの関連は、欧米では古くから報告があります。157名の心血管疾患患者の平均20か月の追跡調査で、d-ROMs値が高い例で心臓死、総死亡が多いことが報告されています（文献33）。日本でも、冠血管造影検査を行った395名の心血管疾患患者の平均20か月の追跡調査で、その期間に発症した心血管疾患83件で、d-ROMs値が高い例での発症が多いことが示されています（文献34）。

また、多変量解析（ある対象から得られたデータ（変数）を総合的に解析し、将来の疾患の発症を予測する因子を見つけ出す統計学的な解析）で、d-ROMs値が心血管疾患の発症を予測する独立した要素であることが明確にされています（文献34）。

さらには、心血管疾患の合併が多い517名の血液透析患者の内分泌と代謝の変化を調べる5年間にわたるDREAM（Dialysis-Related Endocrine And Metabolic changes affecting cardiovascular disease）追跡調査研究では、107名が死亡し、190名が新たに心血管疾患を発症しました。生存曲線からの検討では、d-ROMs値が高い場合に高い死亡率を示し、また、新たな心血管疾患の発症を予測する因子であることも示されています（文献35）。これらの報告は、心血管疾患の発症・進展における酸化ストレスの重要性を示すものです。

QRコード14

厚生労働省 e-ヘルスネット：狭心症・心筋梗塞などの心臓病（虚血性心疾患）

https://www.e-healthnet.mhlw.go.jp/information/metabolic/m-05-005.html

QRコード15

国立循環器病研究センター：急性心筋梗塞

https://www.ncvc.go.jp/coronary2/disease/acute_myocardial/index.html

② 脳血管障害（脳卒中）

脳血管障害（脳卒中）には、脳の血管が詰まる脳梗塞、脳の血管が破れる脳出血と、脳の血管の瘤（こぶ）が破れるくも膜下出血があります。いずれも高血圧が最大の原因です。高血圧が長く続くと、動脈硬化が進行し、やがて脳の血管がつまって脳梗塞になります。高血圧の程度が強い場合、脳の血管が破れて脳出血に、また脳の血管の一部に動脈瘤ができて破裂してくも膜下出血になります。これらの病気を脳卒中といいます。

脳卒中の症状は突然現れることが多いのですが、頭痛、めまい、舌のもつれ、手足のしびれなどの前ぶれ症状、前兆がおこることがあります。典型的な症状は、片方の手足が動かなくなったりしびれる、顔の半分が動かなくなったりしびれる、うまく言葉を発することができないという、「腕」、「顔」、「言葉」の症状です。こうした症状が現れたら、様子を見てはいけません。ことは1分1秒を争います。すぐに救急車を呼んで、検査を受ける必要があります。

特に、最近では血栓を溶かす治療薬である遺伝子組み換え組織型プラスミノーゲン・アクチベータ（rt-PA）を用いた方法（経静脈的線溶療法）や、カテーテルを用いた方法（経動脈的血行再建療法）が普及しており、これらによって脳梗塞が完治する可能性が高くなっています。しかし、この治療は症状が出てからすぐに行わないと効果がありません。目安は経静脈的線溶療法で4時間半以内、頸動脈的血行再建療法で6時間以内とされています。脳梗塞は一度なってしまうと後遺症が残る可能性の高い病気で、健康寿命を短縮する疾患の第2位ですので、ならないように予防することが大切です。

脳梗塞と活性酸素の関連については、脳梗塞の基本的病態が動脈硬化症であることから、その関連性は前述したとおりです。最近では、この関連性、ことに抗酸化作用を保有する薬剤を利用した脳梗塞（血栓症・塞栓症）患者の脳保護療法として、エダラボンが保険適用されています。エダラボンとは、ヒドロキシラジカル（H_2O_2）などのフリーラジカルを消去して脂質過酸化を抑制するフリーラジカルスカベンジャー（活性酸素を消去する薬剤）です。したがってこのエダラボンの静脈投与は、脳梗塞急性期（発症72時間以内）患者の予後改善に有効性が示されています（文献36）。

このエダラボンの有効性については、世界的な検討が期待されます（文献37）。またエダラボンは、病気の発症のメカニズムに活性酸素が関与する筋萎縮性側索硬化症（ALS）における機能障害の進行の抑制にも有効です。

QRコード16

厚生労働省 e-ヘルスネット：
脳血管障害・脳卒中

https://www.e-healthnet.mhlw.go.jp/information/metabolic/m-05-006.html

8）高尿酸血症

高尿酸血症は、血清尿酸値が7.1mg/dL以上（7.0mg/dLを超える）と定義されています。そして、痛風関節炎としての通風発作をおこします。痛風発作の好発部位は足の先で、歩行で酷使する足の親指の関節が70％を占めます。また、腎臓では尿酸ナトリウム結晶が生じて腎結石、尿路結石や腎障害である尿酸腎症をおこします（文献38）。治療目標値は6.0mg/dL未満です。

QRコード17

厚生労働省 e-ヘルスネット：高尿酸血症

https://www.e-healthnet.mhlw.go.jp/information/metabolic/m-05- 007.html

この尿酸は、人体におけるプリン体代謝の最終産物です。プリン塩基であるアデニン、グアニンはキサンチンデヒドロゲナーゼ/オキシダーゼによりヒポキサンチンからキサンチン、さらに尿酸と酸化代謝を受けて尿に排泄されます。この段階で、キサンチンに１個の、そして尿酸には２個の酸素原子が導入されています。

前述したように、尿酸は痛風発作を起こすものとしてよく知られていますが、最近ではダメージ関連分子パターン（Damaged-Associated Molecular Patterns：DAMPs）の一種に分類され、細胞内ストレスを反映する因子として認識されるようになっています。すなわち、高尿酸血症は痛風発作だけではなく、尿酸腎症をはじめ、高血圧症、脳梗塞、心筋梗塞などの生活習慣病の危険因子であると考えられています。これには、尿酸を合成する酵素、キサンチン酸化還元酵素（Xanthin Oxidoreductase：XOR）により産生される活性酸素が関与すると考えられています。したがって、高尿酸血症の治療薬であるXOR阻害薬は、尿酸を下げるとともに高尿酸血症の患者の脳・心血管疾患、腎疾患を減少させることが報告されています。

一方、尿酸は非常に強力な抗酸化作用を持っています。体は、酸素をエネルギーの生産に利用するため、常に活性酸素による酸化ストレスにさらされています。体内で発生する活性酸素には、空気中に存在する三十項酸素（$^3O_2$）が段階的に電子還元されて、スーパーオキサイドアニオンラジカル（・O_2^-）、過酸化水素（H_2O_2）、ヒドロキシラジカル（・OH）と$^3O_2$より高いエネルギー状態にある一重項酸素（$^1O_2$）、またスーパーオキシドアニオンラジカル（・O_2^-）と一酸化窒素（NO）の反応生成物であるペルオキシナイトライト（$ONOO^-$）があります（図24）。

図24. 活性酸素の生成過程

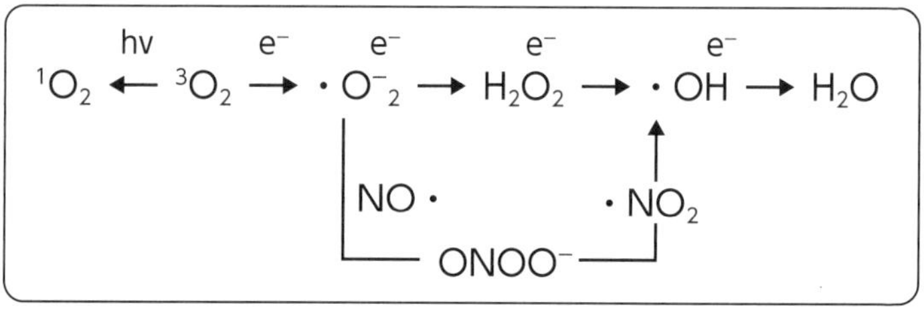

尿酸は、これらのうちヒドロキシラジカル（・OH）、一重項酸素（$^1O_2$）およびペルオキシナイトライト（$ONOO^-$）などの反応性の高い活性酸素を消去する作用があります。さらには、活性酸素から生成される脂質フリーラジカルや脂質ペルオキシラジカルを効果的に消去します。このように尿酸には内因性の抗酸化作用があります。

また、尿酸に関連する疾患では、前述した神経変性疾患であるパーキンソン病の患者では尿酸値が健常な人に比べて低く、また、筋萎縮性側索硬化症（ALS）とハンチントン病の患者でも血清尿酸値の低下が認められており、これらの疾患の発症に抗酸化力の低下との関連性が推察されています。

私たちの人間ドック受診者8,025名の調査でも、血清尿酸レベルは男女ともにd-ROMs値と正の相関を示し、また、尿酸値が高いほどBAP値も高値でした（文献39）。

このように、尿酸は活性酸素を発生させる作用とともに、活性酸素を消去する作用も持ちます。

QRコード18

化学ポータルサイトChem-Station：尿酸 Uric Acid ～痛風リスクと抗酸化作用のジレンマ～

https://www.chem-station.com/molecule/2021/02/uricacid.html

なお、低尿酸血症、ことに血清尿酸値が2.0mg/dL以下の低尿酸血症では、運動時の急性腎障害（Exercise Induced Acute Kidney Injury：EIAKI）をおこすことがありますので、運動時にはこまめな水分補給が必要となります。このEIAKIでは、運動時には尿酸による抗酸化作用が相対的に不足して発症するものと考えられています。

9）慢性腎臓病

慢性腎臓病（Chronic Kidney Disease：CKD）が進行し末期腎不全となると、腎臓の働きを代替えする治療である透析療法や腎移植が必要となります。したがって、慢性腎臓病についてもその進行を抑制することが重要な課題です（文献40）。

QRコード19

厚生労働省 e-ヘルスネット：CKD/慢性腎臓病

https://www.e- healthnet.mhlw.go.jp/information/dictionary/metabolic/ym-073.html

慢性腎臓病の腎機能の評価は、血中のクレアチニンの値から推算糸球体ろ過量（Estimated Glomerular Filtration Rate：eGFR）を算出して評価します。クレアチニンはいわゆる老廃物で、腎臓からろ過されますので、腎機能が正常だと一定の血中レベルが維持されますが、腎機能の低下に伴いそのろ過量が減ることから、クレアチニンの血中レベルが上昇していきます。表５に、eGFRに基づく慢性腎臓病のステージ分類・重症度分類を示します。

表５．慢性腎臓病のステージ分類・重症度分類（文献40）

	ステージ	eGFR	慢性腎臓病の重症度
eGFR（mL/分/1.73m^2）	ステージ１	≧90	正常または高値
	ステージ２	60～89	正常または軽度低下
	ステージ3a	45～59	軽度～中等度低下
	ステージ3b	30～44	中等度～高度低下
	ステージ４	15～29	高度低下
	ステージ５	＜15	末期腎不全

日本の2021年12月31日現在の透析患者数は349,700人（約35万人）で、実に国民の360人に1人が透析患者となっています。この透析患者数は年々増加しています。社会的な問題としては透析患者数の増加とともに、透析患者の最も多い年齢層が70～74歳と、高齢化が著明となっている点です（文献41）。

また、透析治療にかかる費用も社会的問題です。1か月の外来透析の費用は約40万円ですので、全体で1兆4千億円となります。患者さんの自己負担は、公的助成制度により1か月1万円が上限となっています。なお、一定の所得のある人は2万円が上限となります。このような医療経済的な点からも、慢性腎臓病対策は重要です。

QRコード20
全国腎臓病協議会：透析治療にかかる費用
https://zjk.or.jp/kidney-disease/expense/dialysis/

なお、透析の原因疾患は、以前は慢性糸球体腎炎（Chronic Glomerular Nephritis：CGN）が多かったのですが、1998年以降は糖尿病性腎症が第１位となり、慢性糸球体腎炎は２位に、そして腎硬化症が３位となっています。その割合は、糖尿病性腎症が37.8%、慢性糸球体腎炎が25.6％、腎硬化症が12.6％で、この3疾患で76.0％となっています。この結果から、慢性糸球体腎炎の早期発見・早期治療とともに糖尿病や高血圧症のコントロールを良好に保つことが重要となります。

さらに慢性腎臓病については、原因のよくわからない原発性（一次性）糸球体疾患と、糖尿病、高血圧症、膠原病などの全身疾患の一つの所見として腎臓が障害される場合の二次性糸球体疾患に分類されます。

腎臓には、糸球体と呼ばれる尿を作りだすろ過装置があります。１側の腎臓に100万個ありますので、両側で200万個の糸球体があることとなります。この糸球体は毛細血管が毛玉のようになっていますので、動脈硬化の変化を受けやすいのです。この糸球体に輸入細動脈から血液が流れ込み、血液がろ過されて尿の元である原尿が生成されます。その後、さらに尿細管で体に必要なものと必要でないものをふるい分けて、尿を精製しています。このような糸球体の構造から、糸球体のどこに障害が生じたかにより糸球体疾患が区別されるのです。

この糸球体やその他の装置に炎症がおこると、尿中にタンパクや血尿がみられますので、学校健診、定期健康診断や人間ドックでの尿タンパクや血尿の検査は慢性腎臓病の早期発見につながることから、重要な検査となります。なお、血清クレアチニン値が8mg/dL以上、あるいはeGFRが10mL/分/1.73m^{2}未満になると透析療法や腎移植が必要となります。

また私たちの調査では、10,048名の人間ドック受診者の調査研究において、慢性腎臓病と関連する因子は、年齢、血圧、LDLコレステロール、中性脂肪、HbA1cとともに尿酸でした。また、５年連続して人間ドックを受診した1,652名の５年間にわたる継続的な調査研究では、５年間で93名が新規に慢性腎臓病を発症しましたが、交絡因子（年齢・性別など、調査外の因子）のうち病気の発症に影響を与えるものを調整した後には、年齢と尿酸が発症を予知する因子でした。慢性腎臓病の発症・進展の予防には尿酸の管理が重要であることが明確に示されています（文献42）。

慢性腎臓病と活性酸素については、腎臓はエネルギー消費が多いことから、多くの酸素が必要となりますので、必然的に酸化ストレスが高くなります。これは、活性酸素を生み出すNADPHオキシダーゼの産生が進んでいることによります（文献43）。このメカニズムには、一酸化窒素合成酵素（Nitric Oxide Synthase：NOS）の基質であるアルギニンを分解するアルギナーゼが腎臓で多いことが原因の一つであることが明らかにされています。

人間ドック健診受診者8,335名を対象とした調査研究でも、腎機能の指標であるeGFRの低下がd-ROMs値と負の相関を示すこと、すなわち、eGFRはd-ROMs値が高いと低下することを報告しています。また、尿中アルブミンの増加とd-ROMs値が正の相関を示すこと、また、eGFRと尿中アルブミンの増加がBAP値と正の相関を示すことを報告しています。すなわち、尿中アルブミンはd-ROMs値が高いと増えること、また、eGFRはBAP値が高いと維持されることを報告しています（文献44）。

したがって、慢性腎臓病を悪化させる活性酸素に対しては、適度な運動で活性酸素の生成を減らし、抗酸化力を強めることが重要です。この適切な運動は、慢性腎臓病患者のみならず、透析患者にも必要となります。

10）脂肪肝（ことに非アルコール性脂肪肝炎：Non-Alcoholic Steatohepatitis: NASH）

脂肪肝は、肝臓にトリグリセリド（中性脂肪）がたまった状態で、肝細胞に中性脂肪が30％以上たまると脂肪肝と診断されます。原因のほとんどが過食と多量飲酒ですが、肥満、メタボリックシンドローム、糖尿病、栄養障害による代謝異常も原因となります。進行すると肝炎から肝臓がんになることがあります。

QRコード21
厚生労働省 e-ヘルスネット：脂肪肝
https://www.e-healthnet.mhlw.go.jp/information/dictionary/metabolic/ym-033.html

この脂肪肝は、アルコールによるものと、アルコールによらない非アルコール性に区別されます。非アルコール性脂肪性肝疾患（Nonalcoholic Fatty Liver Disease：NAFLD）のなかでも、脂肪肝から肝炎、肝硬変、さらには肝がんに進行することのある非アルコール性脂肪肝炎（Nonalcoholic Steatohepatitis：NASH）が問題となります。

アルコール性とは、純アルコール換算で１日60g（日本酒２合）の常習飲酒（多くは５年以上）と定義します。女性とアルデヒド脱水酵素の弱い人では40g程度でアルコール性としています（文献45）。

ことに非アルコール性脂肪肝炎の一部では慢性肝炎、肝硬変、肝がんへと進行することがありますのでその対策が重要です。この非アルコール性脂肪肝炎は、過食、運動不足、肥満（ことに内臓脂肪型肥満）、糖尿病、脂質異常症などに合併した脂肪肝を背景として発症する肝炎ですので、これらの危険因子を減らすことが対策となります。

非アルコール性脂肪肝炎はウイルス性肝炎であるB型・C型肝炎とほぼ同等の肝細胞の傷害、とくに鉄が肝細胞に沈着することが特徴的です。病態の進展には「2ヒット説（Two Hit Theory）」が提唱されています。これは、まず1ヒット目として肥満とともに、脂質代謝異常、糖代謝異常に関連して非アルコール性脂肪肝（Nonalcoholic Fatty Liver：NAFL）をおこし、そこに2ヒット目として種々の酸化ストレスにより肝内の炎症が誘導され非アルコール性脂肪肝炎に発展するとする考えです。

さらに「Multiple Parallel Hits Hypothesis」（2ヒット説よりもたくさんの要因がかかわってくるとする仮説）では、脂肪組織に由来するサイトカインやアディポサイトカイン、腸管由来細菌関連分子の関与とともに、多くの遺伝的因子・環境因子が関連するとする考え方ですが、1ヒット目としては肝細胞内の鉄の蓄積とするものです。この鉄がフェントン反応を介して活性酸素であるヒドロキシラジカル（・OH）が生み出され、その結果、肝の線維化、発がんが誘導されるとするものです。

事実、非アルコール性脂肪肝炎から肝がんを発症した患者さんでは、DNAの傷害とともに酸化ストレス状態も示す、8-ヒドロキシ-デオキシグアノシン（8-Hydroxy-Deoxy Guanosine：8-OH-dG）の肝細胞内の量が多いことが明らかにされています（文献46）。

なお、鉄の代謝と脂肪肝あるいは慢性肝炎における肝細胞の鉄の蓄積には、肝臓で生産されるペプチドホルモンであるヘプシジンの関与が明らかにされています。このヘプシジンには、十二指腸からの鉄の吸収とマクロファージからの鉄の放出を抑制することで肝細胞内の鉄を細胞外に移動する働きがあります。脂肪肝、あるいは慢性肝炎でヘプシジンが減少すると、鉄が肝細胞の外に移動できず、肝細胞の鉄が過剰状態となるのです（文献47）。したがって、前述したように、フェントン反応からの活性酸素の生産増加という悪循環が形成されます。

また、ごく最近の国際合意では、脂肪肝を整理統合した分類と非アルコール性脂肪性肝疾患の呼称変更がなされています。

11）認知症

我が国における認知症は急速に増加しており、超高齢社会となる2025年には、その有病者は700万人になると推定されています（文献48）。この認知症は、記憶障害、見当識障害、判断力の低下を引きおこす脳の認知機能の障害です。この障害が日常生活に支障をきたすようになると認知症と呼ばれます。

種々の原因となる疾患がありますが、最も多く代表的な疾患はアルツハイマー病です。その他には脳梗塞に引き続いておこる脳血管性認知症、幻視を伴うレビー小体病、前頭側頭型認知症などです。アルコール多飲も認知症の代表的な原因で、特に大量飲酒者においてはビタミンB1が欠乏することで脳障害の一つウェルニッケ・コルサコフ症候群が発症します。認知症は、健康寿命の延伸を阻害する最大の原因疾患なので、その対応、ことに認知症の前段階である軽度認知障害（Mild Cognitive Impairment：MCI）からの対応が重要課題です。

なお、2023年12月に、アルツハイマー病の原因となる脳細胞へのアミロイドβ（Aβ）の沈着を抑制する認知症治療薬、レカネマブ（遺伝子組換え）製剤が保険適用となり、販売されました。なお、この薬剤は軽度認知障害の状態で脳にAβのたまっていることが確認できた人への投与となりますので、その早期発見が重要となります。

QRコード22

厚生労働省 e-ヘルスネット：認知症

https://www.e-healthnet.mhlw.go.jp/information/dictionary/alcohol/ya-036.html

認知症、ことにアルツハイマー病と酸化ストレスとの関連については、その発症メカニズムの中心的な役割を果たしているとする多くの研究報告があります（文献49）。ことにアルツハイマー病の病理学的特徴であるAβやタウ蛋白の蓄積には酸化ストレスが関与すること、そしてその結果として神経シナプスの機能の障害、シナプス細胞の消失から認知機能の低下を生じること、また、臨床的にも認知機能の低下状態、あるいはアルツハイマー病では血液中の酸化ストレス関連バイオマーカーに変化のあることが報告されています。

私たちの調査でも、足利市の85歳以上の超高齢者95名のうち、問診による認知機能評価を行うミニメンタルステート検査（Mini Mental State Examination：MMSE）の結果が、酸化ストレス度であるBAP/d-ROMs比と正の相関を示しました。この結果は、認知機能の低下における初期の病変には酸化ストレス度、ことに活性酸素消去能、抗酸化力の低下が大きくかかわっていることを示すものです（図25）（文献50）。したがって、アルツハイマー病の治療についても，酸化ストレスを抑制する、あるいは酸化ストレスを消去する抗酸化物が有効であることが期待されます（文献51）。

図25. 認知症の発症における抗酸化力の関与

BAP/d-ROMs 比の低下（酸化ストレス消去能、抗酸化力の低下）

↓

好中球／リンパ球比の増加（生体内の炎症の亢進）

↓

ALP の増加（脳細胞膜の炎症による脳細胞機能の低下）

↓

認知機能の低下

12）骨粗鬆症

骨粗鬆症は、骨の代謝バランスが崩れ、骨がもろくなった状態のことです。骨は骨芽細胞によって骨が形成されると同時に、破骨細胞によって骨が吸収され、常に新しく作り直すという新陳代謝（リモデリング）を繰り返しています。通常は骨の吸収と新たな骨の形成のバランスが保たれていますが、これが崩れて骨の吸収が上回った状態が続くと骨量が減少してしまいます。その結果骨がもろくなり、容易に骨折する状態になるのが骨粗鬆症です。

QRコード23
厚生労働省 e-ヘルスネット：骨粗鬆症
https://www.e-healthnet.mhlw.go.jp/information/dictionary/food/ye-043.html

原発性骨粗鬆症の診断基準は、「低骨量をきたす骨粗鬆症以外の疾患または続発性骨粗鬆症を認めず、骨評価の結果が下記の条件を満たす場合、原発性骨粗鬆症と診断する。」です（文献52）。

表6．原発性骨粗鬆症の診断基準（文献52）

Ⅰ．脆弱性骨折あり 1．椎体骨折または大腿骨近位部骨折あり 2．その他の脆弱性骨折があり、骨密度がYAMの80％未満
Ⅱ．脆弱性骨折なし 骨密度がYAMの70％以下または－2.5SD以下

YAM：若年成人平均値（椎骨では20～44歳、大腿骨近位部では20～29歳）

この骨粗鬆症は、骨密度の低下とともに骨の質が劣化して強度が低下する疾患です（文献53）。骨密度は、少年期から思春期にかけて高まり、いわゆる最大骨量を迎えますが、成人期以降、加齢や閉経に伴い、破骨細胞による骨の吸収が骨芽細胞による骨の形成を上回り低下していきます。

一方、骨質は、骨の素材としての特性と、その構造の特性（微細構造）に規定されます。そして、これらの骨質は骨の新陳代謝機構である骨リモデリング（骨の構造を一定に保つために入れ替え作業をすること）によって規定されます（文献54）。このように骨強度は、骨密度と骨質により規定されるので、そのどちらかが低下しても骨強度は低下し、骨折リスクは高まります。

骨粗鬆症と酸化ストレスとの関係については、最近のシステマティックレビュー（類似した研究論文を一定の基準で選択し、評価したうえで、科学的な方法でまとめること）、あるいはメタ解析（複数の類似した研究をまとめて、ある要因が特定の疾患と関係するかを解析すること）から示されています（文献55、56）。加齢、エストロゲン欠乏、さらには生活習慣病の罹患による酸化ストレスの亢進は、骨吸収の進行を助長し、骨密度を低下させます。

また、この酸化ストレスは、骨基質の変化から骨質を構造的・素材的に低下させ、さらには、骨密度、骨基質タンパクの性状の劣化にも関与しています。ことに骨の重量あたり約20％、体積あたりでは50％を占めるコラーゲンの異常が骨質の劣化に重要な役割をしていますが、このコラーゲンの異常は加齢や閉経、生活習慣病の罹患により進行する酸化ストレスによると考えられています（文献57）。

さらに、コラーゲン分子間に誘導される架橋は、加齢とともに老化しますが、この老化型の架橋の増加にも酸化ストレスが関与しています。このように、酸化ストレスは、骨密度を低下させるとともに骨質を低下させます。

また、さまざまな生活習慣病においても、原疾患の合併症として続発性（二次性）骨粗鬆症を発症し、骨折リスクが増大することが知られており、臓器相関による骨粗鬆症ととらえられます。例えば、慢性閉塞性肺疾患（Chronic Obstructive Pulmonary

Disease：COPD）は、骨粗鬆症の最大の危険因子です。また、慢性腎臓病においても、早期から骨折リスクが上昇することが示されています。さらに2型糖尿病では、肥満とともに骨密度が上昇しているにもかかわらず、骨折リスクが上昇しています。これらの疾患での共通した基盤に酸化ストレスの増大が考えられており、骨においても、増大した酸化ストレスが骨質の劣化や骨吸収の進行による骨密度低下を引きおこすものと考えられています（文献53）。

ことに糖尿病での骨質の劣化に関しては、骨組織への終末糖化産物（Advanced Glycation End Products：AGEs）の蓄積である糖化反応が重要な役割を果たしています。この糖尿病での酸化ストレスとの関連では、酸化ストレスの誘導因子であるホモシステインが骨芽細胞や骨細胞の酸化ストレスによって骨の劣化に影響する可能性があります（文献57）。

ことに、酸化ストレスマーカーであるd-ROMs値との関連については、東邦大学医療センターのグループが人工関節置換術を施行した127例において、骨質正常群と骨質劣化群の2群間での比較検討をしています（文献58）。その結果、骨質が劣化しているグループでは正常なグループと比較してd-ROMs値が高かったこと、また、d-ROMs値が骨質の変化に影響を受ける血中ペントシジン濃度と強く関連していることがわかりました。さらには、骨質の劣化とd-ROM値との関係についての統計学的な検証でも、ペントシジンとほぼ同等の高い感度、特異度を示したことを報告しています。

このように、酸化ストレスは骨粗鬆症、とくに骨質の劣化のフェーズに重要な関わりがあると考えられます。また、骨粗鬆症の治療方策には酸化ストレス対策が必要であるといえます。

13）筋萎縮性側索硬化症（Amyotrophic Lateral Sclerosis：ALS）：指定難病２

ALSは、手足・のど・舌の筋肉や呼吸に必要な筋肉がだんだんやせて力がなくなっていく病気です。しかし、筋肉そのものの病気ではなく、筋肉を動かし、かつ運動をつかさどる神経である運動ニューロンが主に傷害を受けることに起因する病気です。その結果、脳から“手足を動かせ”という命令が伝わらなくなり、力が弱くなり、筋肉がやせていきます。その一方で、体の感覚、視力や聴力、内臓機能などはほぼ保たれていることが普通です。指定難病２です。

１年間で新たにこの病気にかかる人は人口10万人当たり平均2.2人です。令和２年度現在、10,514人の方がこの病気にかかっており、徐々に増えています。性別では男性が女性に比べて1.3～1.5倍であり、男性にやや多く認められます。最もかかりやすい年齢は60～70代です。

原因はまだ十分には解明されていませんが、神経の老化との関連や脳内の主要な神経伝達物質である興奮性アミノ酸の代謝異常、酸化ストレス、タンパク質の分解障害、あるいはミトコンドリアの機能異常といったさまざまな要因が指摘されています。日本人の家族性ALSでは、活性酸素消去酵素であるスーパーオキサイドジスムターゼ（SOD）1という遺伝子に原因があるケースが約2割と最も多く、その他の遺伝子が関与する場合もあります。

したがってALSの治療には、リルゾールのほかにエダラボンが使われています（文献59）。エダラボンについては、7）②の脳血管障害（脳卒中）の中で、急性期脳梗塞患者の予後改善に有効であることを述べましたが、この薬は、強力なフリーラジカルスカベンジャー（活性酸素を消去する作用）ですので、脂質過酸化の抑制作用もあります。SOD1遺伝子異常が原因である患者には有効と考えられます。

なお、この病気は常に進行性で、一度この病気にかかると症状が軽くなることはありません。次第に全身の筋肉が侵されて、最後は呼吸の筋肉が働かなくなって、大多数の方は自力で呼吸をすることが困難となり、人工呼吸器を使用することとなります。

QRコード24

難病情報センター「病気の解説」：
筋萎縮性側索硬化症（ALS）（指定難病２）
https://www.nanbyou.or.jp/entry/52

14）パーキンソン病：指定難病6

パーキンソン病は、振戦（ふるえ）、動作緩慢、筋強剛（筋固縮）、姿勢保持障害（転びやすいこと）を主な運動症状とする病気で、50歳以上でおこることが多い病気です。まれに40歳以下でおこる方もおり、若年性パーキンソン病と呼んでいます。指定難病6です。

10万人に100～150人くらいの患者さんの数です。60歳以上では100人に約1人（10万人に1,000人）と高齢者で多くなりますので、人口の高齢化に伴い患者さんは増加しています。

原因は、大脳の下にある中脳の黒質のドーパミン神経細胞が減少することです。その理由は明確ではありませんが、現在は、ドーパミン神経細胞内にアルファ・シヌクレインというタンパク質が凝集して蓄積するためと考えられています。このアルファ・シヌクレインは、鉄イオンや銅イオンの触媒作用で活性酸素を発生させ、神経細胞死を引きおこすと考えられています。また、黒質のドーパミン神経細胞に存在するドーパミンも細胞への酸化ストレスに関わっています。具体的には、ドーパミンがモノアミン酸化酵素により代謝され、過酸化水素（H_2O_2）を発生させます。このH_2O_2はグルタチオンにより消去されますが、パーキンソン病の患者の脳組織にはグルタチオン量の低下があり、活性酸素が増加し、脂質過酸化などにより神経細胞の傷害がおこります。また、ドーパミンが酸化されることによりミトコンドリア機能の異常がおこります。

治療の基本は薬物療法です。ドーパミン神経細胞が減少したことで少なくなったドーパミンを補います。ドーパミン神経以外の作用薬には、抗コリン薬、グルタミン酸受容体作用薬、アデノシン受容体作用薬、シグマ受容体作用薬などがあります。また、デバイス補助療法（機械などを用いて症状のコントロールを補助する方法）としては手術療法があります。手術療法には、従来の凝固術のほか、脳深部刺激療法があります。また、最近ではMRIガイド下集束超音波治療やレボドパ/カルビドパ水和物配合経腸用液療法などもあります。

QRコード25
難病情報センター「病気の解説」：
パーキンソン病（指定難病６）
https://www.nanbyou.or.jp/entry/169

15）緑内障

緑内障は、「視神経と視野に特徴的変化を有し、通常、眼圧を十分に下降させることにより視神経障害を改善もしくは抑制しうる眼の機能的構造的異常を特徴とする疾患である。」と定義されます（文献60）。視神経の形（乳頭形状）と機能（視野）の特徴的な変化から診断され、眼圧を下げることが進行を遅らせる治療となります。日本人の失明の原因疾患の第1位です。日本全体で28.0%の方が緑内障になります。その有病率は加齢に伴い増加しますので、超高齢社会となる日本では重要課題の一つです。

最近、緑内障と酸化ストレスとの関連性が注目されています。鳥取大学のグループによる調査では、緑内障の患者は抗酸化力を示すBAP値が低く、ことに眼圧との関連では、眼圧が高いほどBAP値が低いことが明らかにされており、抗酸化力の低下が眼圧を上昇させ、その進行により視野欠損に至る可能性が報告されています。また同グループは、血中と眼内液中のBAP値との関連性について、BAP値が低いことが全身・眼内の酸化ストレス度が高いことを示していることも報告しています。さらにはBAP値と網膜中心動脈の太さとの関連性では、BAP値が低いほど眼底の動脈も狭くなっていることも報告しており、緑内障と酸化ストレス、ことに抗酸化力との関連性が明確となってきています（文献61）。

また東北大学のグループも、網膜神経節細胞の数とBAP値との関連性を検討し、65歳以下の比較的若い男性の緑内障では、緑内障重症度を示す網膜神経節細胞の数とBAP値に正の相関があること、また、BAP値が網膜神経節細胞の数に影響する因子であることを報告しています（文献62）。これらの結果は、緑内障における抗酸化治療の可能性を示唆するものと考えられます。事実、抗酸化物質のカシスアントシアニンを使用した2年間の研究では、カシスアントシアニンを投与したグループで２年後の視野障害の進行が抑制されたことが報告されています（文献63）。

QRコード26
日本眼科学会「病名から調べる」：緑内障
https://www.nichigan.or.jp/public/disease/name.html?pdid=35

16）加齢黄斑変性

加齢黄斑変性は、加齢により網膜の中心部である黄斑に傷害が生じ、見ようとするところが見えなくなる病気です。欧米では成人の失明の第１位で珍しくない病気です。日本では比較的少ないと考えられてきましたが、人口の高齢化と生活習慣の欧米化により近年著しく増加しており、失明原因の第４位となっています。50歳以上の人の約１％にみられ、高齢になるほど多くみられます。

加齢黄斑変性は、年齢を重ねるとともに網膜色素上皮の下に老廃物が蓄積し、それにより直接あるいは間接的に黄斑部が傷害される病気です。萎縮型と滲出型の２種があります。萎縮型は網膜色素上皮が加齢とともに萎縮していき、網膜が傷害されて視力が徐々に低下していく病気です。滲出型は異常な血管、脈絡膜新生血管が脈絡膜から網膜色素上皮の下あるいは網膜上皮の間に侵入して網膜が傷害される病気です。萎縮型では、現在、良い治療法がありません。滲出型では、血管増殖因子を阻害する新しい薬剤による治療が行われます。また、光線学的治療法もあります。

加齢黄斑変性と活性酸素との関連については、日本の疫学研究により、加齢黄斑変性の発症には、血清のカロテノイド類などの抗酸化物質の低値が関与することが報告されています（文献64）。また、滲出型加齢黄斑変性では、d-ROMs値が対照群に比べて有意に高値であること、すなわち、加齢黄斑変性には酸化ストレスの関与があることが明らかにされています（文献65）。

網膜は、常に光刺激に曝されており、酸素と光で活性酸素の産生が促進されています。このメカニズムには蛍光物質のリポフスチンの関与が示唆されています。リポフスチンは高エネルギーの光の刺激を受けると多量の活性酸素を発生させます。この活性酸素により網膜が傷害されるとともに、炎症をおこして血管新生（本来は存在しない異常な血管がつくられること）が増加します。この新生血管により血液の成分が漏れたり、出血をおこすと、網膜の浮腫や剥離をおこし、黄斑部を傷つけます。

なお紫外線とともに、光刺激の中でもエネルギーの高い青色光、ことにパソコンや携帯電話などの青色光（ブルーライト）を避けることが重要です。

QRコード27
日本眼科学会「病名から調べる」：加齢黄斑変性
https://www.nichigan.or.jp/public/disease/name.html?pdid=52

17）慢性疲労（慢性疲労症候群）

慢性疲労症候群（「筋痛性脳脊髄炎／慢性疲労症候群」とも呼ばれる）は、日常生活が著しく損なわれるほどの強い全身倦怠感、微熱、リンパ節腫脹、頭痛、筋力低下、睡眠障害、思考力・集中力低下などを主訴とし、休養しても回復せず、6か月以上の長期にわたって症状が続く場合に診断されます。原因・病態は明らかにされていません。この慢性疲労症候群の疲労は、急性、亜急性、慢性疲労に分類されます。急性・亜急性疲労は休息や睡眠により回復可能な生理的疲労であるのに対して、慢性疲労は医療の介入による適切な治療が必要となります。

山口大学のグループは、慢性疲労症候群のある28名を対象に、酸化ストレスと抗酸化力のバランスを示す相対的酸化ストレス度（Oxidative Stress Index：OSI、d-ROMs/BAP×8.85）を一般人27名と比較検討した結果、慢性疲労症候群での相対的酸化ストレス度は一般人に対して有意に上昇していたこと、すなわち、慢性疲労症状群では酸化ストレスが進行した状態にあることを報告しています。これは、慢性疲労症候群の病態に酸化ストレスが関与する可能性を示唆するものです。さらには、白血球の一種である単球を調べたところ、慢性疲労症候群では活性型単球の割合が増加していること、すなわち、活性状態にある単球から炎症性サイトカインが生産されることによって病態が形成されている可能性も報告しています（文献66）。今後、慢性疲労症候群に対する抗酸化療法の有効性の検討が必要と考えられます。

18）不妊症

精子が酸化ストレスを受けると、精子の傷害によりその運動機能の悪化がおこり、また、精子のDNAの傷害により受精率の低下、流産率の上昇、受精卵の発育不良がおこり、不妊につながります。男性不妊の一つである精索静脈瘤では、血流の逆流により精子を作る精巣に酸化ストレスが発生することで不妊になると考えられています（文献67）。

卵子についても、卵子の細胞膜が酸化ストレスにより傷害されると、受精できなくなり、また、女性ホルモンの分泌低下から排卵が停止または不順となり、不妊につながります。

不妊治療と酸化ストレスについては、125名の体外受精と酸化ストレスとの関係が、酸化ストレス指数（Oxidative Stress Index：OSI：d-ROMs/BAP×100）と体外受精率の調査によって検討されています。通常、体外受精では酸化ストレス指数が高値、すなわち酸化ストレスが高くなるにしたがい正常受精率が低下します。

また、顕微授精（細いガラス針に1個の精子を入れて、顕微鏡で確認しながら卵子に精子を注入する方法）においても初期胚形成率、胚盤胞到達率、良好胚盤胞到達率のすべてにおいて、酸化ストレスが高くなるにしたがい、それぞれ低下することが報告されています（文献68）。これらの結果は、血清中の酸化ストレス度と胚発育には関連があることを示すものです。

さらに、卵胞液のd-ROMs値、BAP値との関連についても、体外受精を受けている75名の卵胞液の測定結果では、ことにd-ROMs値と受精、胚発育の相関をみた検討で、正常な受精の方ではd-ROMs値が低く、d-ROMs値が高いと受精に至らないという結果でした。また、酸化ストレス指数との関連では、正常受精の場合は酸化ストレス指数がかなり低く、胚発生の検討でも、正常に受精する方の場合は酸化ストレス指数が低い結果となっています（文献69）。この結果は、不妊患者には酸化ストレスを軽減させる治療が有効である可能性を示唆しています。

事実、d-ROMs値の高い妊婦に抗酸化剤を投与し、酸化ストレス指数が正常ないし軽度となった方では、受精卵が着床する直前の胚盤胞になる率が67.0％になったのに対して、酸化ストレス指数が高値のままの方では50.2％しか胚盤胞になりませんでした。このように、酸化ストレスは受精卵の発育にも関与しています（文献70）。

19）皮膚の老化（シミ、シワ）

皮膚は常に外界からさまざまな刺激に曝されています。その一つが紫外線です。紫外線は皮膚がんの発生率を高めると同時に、皮膚の形態的変化「光老化」をおこします。加齢による皮膚の老化（「自然老化」）でみられる表皮の萎縮、真皮の線維芽細胞の減少、コラーゲン産生の減少、真皮のエラスチン量の低下から皮膚が菲薄化（肌がやせた状態になる）します。

一方で「光老化」では、表層は肥厚し、コラーゲン量は「自然老化」と比較してさらに減少し、真皮のエラスチン量は増加し、最終的には光線性弾性線維症（solar elastosis）という特徴的な変化がおこります。これは、日光の裸露部に生じる真皮の変性で、真皮が硬い線維状ないし顆粒状物質に置き換わることですが、この発症に活性酸素、酸化ストレスが重要な役割を果たしています（文献71、72）。

皮膚には酸化ストレスに対する抗酸化機構が存在し、その影響を最小限に抑える働きがあります。すなわち、表皮の内側の基底層から外界に接する角層に向かって抗酸化因子が形成されているのです。外側ほど抗酸化因子の濃度が高く、内側の基底層では低くなります。濃度の勾配は、酸化ストレスを受けやすい外側を保護するとともに、基底細胞の細胞保護を緩くして、細胞死の一種アポトーシスを促すことで遺伝子変異の蓄積を防ぎ、将来の発がんや老化を予防するための合理的な仕組みです。

なお、「光老化」は皮膚のシミやシワなどの原因になります。シミは、紫外線により色素細胞のメラニン生合成が局所的に増加し、周辺の角化細胞のメラニン物質が多くなることによるものです。また、シワは、紫外線により表皮の角化細胞から炎症性サイトカインが生成・放出され、コラーゲンやエラスチンを切断する酵素の活性が進行することにより、これらの線維成分が切断されて形成されます。深いシミは、活性酸素による真皮のコラーゲン量の低下とともに真皮の柔軟性や伸縮性、弾力性が低下することにより形成されます。また、ほうれい線はコラーゲンやエラスチンが衰えている真皮のトラブルです。

20）歯周病

歯周病とは、歯と歯茎（歯肉）の隙間（歯周ポケット）から侵入した細菌が歯肉に炎症を起こした状態（歯肉炎）と、歯を支える骨（歯槽骨）を溶かしてグラグラにさせてしまう状態（歯周炎）を合わせた呼称です。

歯周病には歯周病原菌といわれる細菌が関わっていると考えられています。歯垢（プラーク）の中には、１mg当たりおよそ300種１億個の細菌が含まれます。その中でとくに歯周病の原因となる細菌は、アグレガチバクター・アクチノミセテムコミタンス（A.a.菌）、ポルフィノモナス・ジンジバリス（P.g.菌）、プレボテラ・インテルメデイア（P.i.菌）、トレポネーマ・デンティコーラ

（T.d.菌）などです。これらの細菌が生み出す毒素によって、歯肉が腫れたり出血しやすくなったりします。また、プラークの中の細菌などは唾液に含まれるカルシウムやリン酸と結合して、歯石として歯の表面に付着します。細菌はこの歯石を足がかりとして、さらにポケットの奥深くへと侵入していきます。細菌が侵入していくと、歯周病菌の毒素は歯を支える歯槽骨を溶かしていき、歯がグラグラしてきたり、歯肉が下がってきたり、歯が抜けてしまったりします。

歯周病の直接の原因は、プラークに含まれる細菌なので、歯みがきのしかたが悪い方に起こりやすくなります。また、喫煙者は非喫煙者と比較して歯周病に3倍以上かかりやすいといわれており、また、糖尿病の方も歯周病が進行しやすいことが知られています。

歯周病は全身にもさまざまな影響を及ぼします。まず、歯肉の炎症によって出てくる毒性物質である炎症性サイトカインが歯肉の血管から全身に入り、インスリンの働きを悪くさせて糖尿病を発症します。そのほかにも肥満、そして血管の動脈硬化から心筋梗塞・脳梗塞を発症します。

また、重要なことは、妊娠後期におこる妊娠性歯周病です。これは、妊娠により増加する女性ホルモン、エストロゲン・プロゲステロンが歯周病菌の増殖を促進することによります。そして、妊娠している女性が歯周病に罹患している場合に問題となるのは、低体重児および早産の危険度が高くなることです。これは口の中の病原菌が血中に入り、胎盤を通して胎児に直接感染するためと考えられています。その危険率は実に7倍にのぼります。妊娠中の歯周病予防はとても重要です。

QRコード28
厚生労働省 e-ヘルスネット：歯周病とは
https://e-healthnet.mhlw.go.jp/information/teeth/h-03-001.html

QRコード29
日本臨床歯周病学会：歯周病が全身に及ぼす影響
https://www.jacp.net/perio/effect/

歯周病と活性酸素との関連については、歯周病が歯肉の慢性炎症であることから、慢性炎症に対する体の免疫反応の一つとして炎症性サイトカインが放出され、これが炎症部位へ好中球（白血球の一種）を誘導し、活性酸素を産生すると考えられます。

動物実験では、歯肉細胞からの炎症性サイトカインの上昇とともに、DNAの傷害の指標である8-ヒドロキシ-デオキシグアノシン（8-OH-dG）の上昇が認められています。また、人間を対象とした横断研究（ある時点での研究）でも、慢性歯周病患者81名の検討で、酸化ストレス度を示すd-ROMs値が、対象者の残存歯数、アタッチメントロス、歯の歯肉上皮とセメント質の付着位置（ポケットの底）の喪失との相関が示されています。さらに、21名の歯周病患者を対象とした縦断研究（2か月以上に及ぶ経時的な研究）でも、歯周病治療後の1か月後にはCRP（体内で炎症が起こると増加するタンパク質）とともにd-ROMs値の減少を認め、この変化は、治療2か月後にはさらに明確に減少しています（文献73）。

このように、歯周病患者においては歯周病の臨床指標とd-ROMs値の相関とともに、歯周病の治療によりd-ROMs値、CRPが低下したことは、歯周病患者においてはその治療により全身的な酸化ストレスが改善され、全身疾患の予防にも有効である可能性が考えられます。さらには、歯周病に対する抗酸化物による予防的な治療の可能性も考えられます（文献74）。

21）自己免疫疾患

全身性エリテマトーデス（Systemic Lupus Erythematosus：SLE）や関節リウマチをはじめとする自己免疫疾患では、過剰な酸化ストレスあるいは抗酸化機構の傷害により、炎症の増強やアポトーシスの誘導による組織傷害、あるいは免疫寛容（免疫システムが体内の異物を排除するのではなく、受け入れること）の破綻がおこることが発症や病態形成に深く関与していると考えられています（文献75）。

事実、これらの自己免疫疾患の患者では、活性酸素の作用によりDNAが傷害を受けて生成される8-ヒドロキシ-デオキシグアノシン（8-OH-dG）の尿中排泄量が多いことが報告されています。また、関節リウマチの患者でもキサンチンオキシダーゼの増加、グルタチオン還元能の低下、ミトコンドリアにおける活性酸素の進行が報告されています。さらには、シェーグレン症候群でも、酸化ストレスにより生じた過酸化水素（H_2O_2）を消去する酵素であるグルタチオンS-トランスフェラーゼの低下に基づく抗酸化能の低下が報告されています（文献76）。

山形大学のグループによる自己免疫性溶血性貧血動物モデル（自分の赤血球を壊してしまう抗体を持つ動物モデル）の検討では、血球細胞の酸化傷害が赤血球寿命、貧血、そして自己抗体の産生をもたらす要因であることが報告されています（文献77）。

さらに、順天堂大学のグループは、全身性エリテマトーデス患者を対象として、d-ROMsテストを用いて酸化ストレスの評価をしていますが、全身性エリテマトーデス患者ではその活動期、寛解期とともに健常者に比較してd-ROMs値が高値、すなわち酸化ストレスが高まる状態にあることを報告しています（文献78）。このように、過剰な酸化ストレスは自己免疫疾患の病態の形成に深く関与しています。

2．活性酸素 (ROS) が人体に与える良い作用

1）殺菌作用

私たちの体に細菌が感染すると、まず、感染部位（細胞）から産生されるサイトカイン（細胞間の情報伝達物質）やケモカイン（サイトカインの一部で細胞遊走性サイトカイン）などの生理活性物質により、白血球のうちの好中球がその部位に遊走してきます。好中球はその表面にある補体や免疫グロブリンにより細菌を

図26. 好中球による細菌の認識・貪食・殺菌のメカニズム

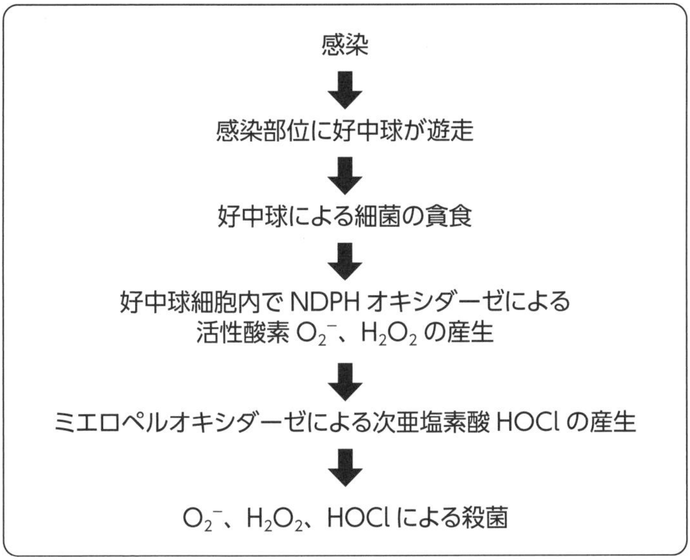

認識し、細菌を内部に取り込みやすく変化します（オプソニン化）。これにより細菌は好中球に貪食され、異物として好中球に取り込まれることで除去されます。そして、貪食された細菌の周りに形成された小胞であるファゴゾーム内でNADPHオキシダーゼにより活性酸素であるスーパーオキサイドアニオンラジカル（・O_2^-）が産生され、そして活性酸素消去酵素であるスーパーオキサイドジスムターゼ（SOD）により過酸化水素（H_2O_2）となります。そしてこれらの活性酸素種によりファゴゾーム内で殺菌が行われます（文献79）。さらには、好中球のミエロペルオキシダーゼにより、過酸化水素（H_2O_2）と塩素イオン（Cl^-）から次亜塩素酸（HOCl）が産生され、この次亜塩素酸によっても殺菌がおこります（図26）（文献80）。

さらには、好中球に存在するエラスターゼ、カテプシン、リゾチームなどの酵素により活性酸素非依存性、すなわち活性酸素の関与なしの殺菌が行われています。

一方、発生した活性酸素は殺菌のみならず、感染周囲の組織の傷害をおこす可能性もありますので、好中球にはその防御機構が備わっています。好中球の寿命は数時間（6時間程度）と短命であり、感染組織に遊走後1～2日でアポトーシスから細胞死をきたすように仕組まれているのです。細菌を取り込み、分解する力と活性酸素を産生する力のバランスがとてもうまくできています。この殺菌作用が活性酸素の良い作用です。

2）自然免疫機能を強める作用

殺菌作用で前述したように、私たちの体には細菌やウイルスなどの微生物の体内への感染・侵入に対して、好中球、マクロファージや樹状細胞による自然免疫システム（生体防御システム）が活性化し、それらの微生物を排除する仕組みがあります。この自然免疫システムが作動すると、まず免疫応答に必要な炎症性サイトカインが産生され、微生物が認識され、感知・認識された微生物が好中球に貪食され、活性酸素により殺菌されます。この過程、ことに病原体の認識に必要なサイトカインは、病原体のそれぞれの特有な構成成分をパターン別にトル様受容体（Toll-Like Receptor：TLR）が識別して産生しています。そしてこのトル様受容体の活性化に伴って特異的に適度な量の活性酸素が産生され、この活性酸素によりサイトカインが効率よく産生されています（文献81）。すなわち、適度な量の活性酸素は、病原体の感染に対する防御機構を強めるように働くのです。これが、自然免疫における活性酸素の良い作用となります。

最近の話題としては、糖尿病治療薬のメトホルミンの抗がん作用があります。これまで、２型糖尿病患者において、メトホルミンの長期使用患者ではがん罹患率が低く生命予後が長いことが明らかにされていましたが（文献82）、その理由は明確にはされていませんでした。

岡山大学のグループは、メトホルミンが免疫T細胞のミトコンドリアに微量の活性酸素を産生させることで、逆に自身の活性酸素を消去する力を高め、抗がん活性につなげることが可能であることを明らかにしました（文献83）。メトホルミンがミトコンドリアに活性酸素で刺激を与えることで、がん細胞中で眠っていた免疫T細胞を目覚めさせ、がん細胞を死滅させる作用が高まるのです。

また、腸内細菌の影響が消化管内の生息域を超えて全身性に及んでいることが話題になっています。事実、代謝性疾患、肝疾患、心血管疾患、さらには神経変性疾患などのさまざまな全身性疾患が、腸内細菌の組成の変化と関連していることが報告されています。慶應義塾大学のグループは、腸内細菌が抗酸化物である活性硫黄分子を産生することで、酸化ストレスに対して防御的に働くことを報告しています（文献84）。

第5章
活性酸素の発生・働きを抑えるには

1．生活習慣の変化で活性酸素（ROS）を抑える

1）禁煙が生活習慣病の発症リスクを減らす

タバコが生活習慣病の、ことに循環器疾患、がんの最大の原因であることは明確です。したがって禁煙は、これらの生活習慣病の発症リスクを減らすこととなり、性別、年齢、病気の有無にかかわらず、すべての人々に大きくかつ迅速な健康改善をもたらします。

禁煙の効果を表７に示しました。

表７．禁煙の効果

- 24時間で心臓発作のリスクが軽減する。
- ２～３週間禁煙すれば、心臓や血管など循環器の機能が改善する。
- １年後には、肺機能の改善がみられる。
- ２～４年で、虚血性心疾患や脳梗塞のリスクが軽減する。
- ５～９年で、肺がんのリスクが軽減できる。
- さらに10～15年禁煙できれば、さまざまな疾患を発症するリスクは、非喫煙者と同等になる。

QRコード30

長寿科学振興財団「健康長寿ネット」：
禁煙の効果と禁煙方法

https://www.tyojyu.or.jp/net/kenkou-tyoju/rouka-yobou/tabako.html

生活習慣病の発症・進展における活性酸素のかかわりについては第4章で記述したとおりですが、重要な点は、タバコの煙にはニコチン、タールだけではなく、一酸化炭素（CO）、一酸化窒素（NO）、シアン化水素（HCN）などの有害物質とともに活性酸素が含まれていることです。ことに、活性酸素の中でも活性が強く、動脈硬化の初期病変である血管内皮機能障害をおこすペルオキシナイトライト（$ONOO^-$）が含まれています。したがって、喫煙はがんとともに循環器系疾患の発症リスクを高めるのです。

禁煙の酸化ストレスに及ぼす効果については、堀江らが報告しています（文献85）。禁煙患者66名を対象に、禁煙前後で酸化ストレスの指標となるd-ROMsテストを行っています。その結果、禁煙4週後よりd-ROMs値が有意に減少し、その効果は12週後まで持続していました。この結果は、d-ROMsテストが禁煙の短期効果の有用な指標であることを示します。

禁煙の実際については、厚生労働省の「生活習慣病予防のための健康情報サイト」を参考にしてください。実際の禁煙支援は下記となります。

QRコード31
厚生労働省 e-ヘルスネット：禁煙支援
https://www.e-healthnet.mhlw.go.jp/information/tobacco-summaries/t-06

① 関心期編：禁煙したいけれど、まだ踏み切ることができないあなたへ。

「タバコが身体に悪いことはわかっている。やめたいとは思うが今はまだやめられない。」と考えている方に、少しでも前向きに禁煙を考えられるような情報を提供します。

QRコード32
厚生労働省 e-ヘルスネット：
禁煙はしたいけれど、まだ踏み切ることのできないあなたへ《関心期編》
https://www.e-healthnet.mhlw.go.jp/information/tabacco/t-06-001.html

② 準備期編：禁煙の準備　―禁煙7日前から行う、禁煙のコツを教えます！

今すぐ禁煙しよう！と思っている方に、禁煙7日前から始める「禁煙をスムーズにさせるためのコツ」があります。禁煙の準備やタバコを吸いたくなったときの対処法など、自己流にちょっとプラスするだけで役立つ知識を紹介します。

QRコード33

厚生労働省 e-ヘルスネット：
禁煙の準備　―禁煙7日前から行う、
禁煙のコツを教えます！《準備編》
https://www.e-healthnet.mhlw.go.jp/information/tabacco/t-06-002.html

③ 実行期編：禁煙開始からまだ間もない方へ。

禁煙を決意し禁煙に踏み切られた方に向けて、禁煙継続の秘訣を紹介します。一度禁煙を経験された方にはよくおわかりでしょうが、踏み切ることができても継続が難しいのが禁煙です。再喫煙のリスクを想定して対策を立てるようにしましょう。

QRコード34

厚生労働省 e-ヘルスネット：
禁煙開始からまだ間もない方へ《実行期編》
https://www.e-healthnet.mhlw.go.jp/information/tabacco/t-06-003.html

④ 禁煙を開始する方のご家族へ　―上手なサポートを教えます。

QRコード35

厚生労働省 e-ヘルスネット：禁煙を開始する
方のご家族へ　―上手なサポートを教えます
https://www.e-healthnet.mhlw.go.jp/information/tabacco/t-06-004.html

⑤ タバコとストレス

QRコード36

厚生労働省 e-ヘルスネット：たばことストレス
https://www.e-healthnet.mhlw.go.jp/information/tabacco/t-06-005.html

⑥ 禁煙のおくすりってどんなもの？

QRコード37

厚生労働省 e-ヘルスネット：
禁煙のおくすりってどんなもの？
https://www.e-healthnet.mhlw.go.jp/information/tabacco/t-06-006.html

⑦ 禁煙の治療ってどんなもの？

QRコード38

厚生労働省 e-ヘルスネット：
禁煙治療ってどんなもの？
https://www.e-healthnet.mhlw.go.jp/information/tabacco/t-06-007.html

⑧ 体重コントロール

QRコード39

厚生労働省 e-ヘルスネット：体重コントロール
https://www.e-healthnet.mhlw.go.jp/information/tabacco/t-06-008.html

⑨ 禁煙補助薬バレニクリンの使い方

QRコード40

厚生労働省 e-ヘルスネット：
禁煙補助薬バレニクリンの使い方
https://www.e-healthnet.mhlw.go.jp/information/tabacco/t-06-009.html

⑩ 禁煙治療用アプリってどんなもの？

QRコード41

厚生労働省 e-ヘルスネット：
禁煙治療用アプリってどんなもの？
https://www.e-healthnet.mhlw.go.jp/information/tabacco/t-06-010.html

2）適度な運動習慣は活性酸素（ROS）を抑える

第２章の「活性酸素はどうしてできる（産生源）」で、酸素を大量に吸う激しい運動、臓器への虚血・再灌流をきたす運動では活性酸素が大量に産生されることを記述しました。

一方、ジョギングやウォーキングなどの有酸素運動では活性酸素を消去する作用が増強することも記述しました。ここでは運動と活性酸素の関係をもう一度考えてみます（文献86）。

適度な運動習慣が活性酸素に対して有益な効果をもたらすことについては、ラットでの実験研究があります。ラットに水泳とランニングをさせ、その前後において、酸化ストレスレベルを脳細胞でのタンパク質のカルボニリル化（量＝変性度合い）で、肝細胞のDNAの塩基傷害をDNAが損傷すると生成される8-ヒドロキシ-デオキシグアノシン（8-OH-dG）で、それぞれ測定しています。その結果、運動後には脳細胞のカルボニリル量が減少し、肝臓のDNAの酸化傷害が低下していました。タンパク質カルボニリル量の減少は酸化傷害分子を除去するタンパク質分解酵素プロテアソームの活性化によるもの、また、DNAの酸化傷害の減少は修復酵素の活性化によるものと考えられています（文献87）。

さらには、ラットでの定期的な運動（水泳）とラットの認知機能と脳の酸化傷害タンパク質に及ぼす影響の検討では、運動により記憶力の改善とともに脳タンパク質の酸化傷害の軽減が報告されています（文献88）。この効果も、やはりタンパク質分解酵素プロテアソームの活性が亢進することによるものと考えられています。

これらの効果については、定期的運動により産生された活性酸素に対して、防御機構としての抗酸化システムが誘導されたものと考えられますが、過剰では有害となる活性酸素が、定期的な運動によって適度に増加すると、酸化ストレスに対する抵抗性が亢進するものと考えられています。このように運動により適度に増加した活性酸素による抗酸化システムの亢進は「運動ホルミシス」と呼ばれています。

QRコード42

Dr.Gotoの老化研究所「健康長寿」：運動ホルミシス

https://www.mnc.toho-u.ac.jp/v-lab/aging/doc2/doc2-02-02.html

運動の実際については、健康日本21（第2次）（厚生労働省の健康づくり運動）で定められた平成35年（2023年）までの身体活動・運動分野の目標である「健康づくりのための身体活動基準2013」に準じて行います。

QRコード43

厚生労働省：「健康づくりのための身体活動基準2013」及び「健康づくりのための身体活動指針（アクティブガイド）」について

https://www.mhlw.go.jp/stf/houdou/2r9852000002xple.html

将来予想される「早世」「生活習慣病等への罹患」「生活機能の低下のリスク」を減少させるため、個人にとって達成することが望ましい身体活動・運動体力の基準は以下のとおりです。

表８．身体活動・運動の基準値

18 ～ 64歳の身体活動（生活活動・運動）の基準 強度が３メッツ以上の身体活動を23メッツ・時/週行う。
（１）3メッツ以上の身体活動

身体活動	メッツ
普通歩行	3.0
犬の散歩	3.0
そうじ	3.3
自転車	3.5 ～ 6.8
早歩き	4.3 ～ 5.0
子供と活発に遊ぶ	5.8
階段を早く上がる	8.8

18 ～ 64歳の運動の基準
強度が3メッツ以上の運動を4メッツ・時/週行う。

（2）3メッツ以上の運動

運動種目	メッツ
ボウリング・社交ダンス	3.0
自体重を使った筋トレ	3.5
ゴルフ	3.5 ～ 4.3
ラジオ体操第一	4.0
卓球	4.0
ウォーキング	4.3
野球	5.0
ゆっくりとした平泳ぎ	5.3
バトミントン	5.5
強い筋トレ	6.0
ゆっくりとしたジョギング	6.0
ハイキング	6.5
サッカー・スキー・テニス	7.0
テニスのシングルス	7.3

65歳以上の身体活動（生活活動・運動）の基準

強度を問わず、身体活動を10メッツ・時/週行う。

具体的には横になったままや座ったままにならなければどんな動きでもよいので、身体活動を毎日40分行う。十分な体力を有する高齢者は、3メッツ以上の運動を含めた身体活動に取り組むことが望ましいです。

（3）身体活動メッツ

皿洗いをする	1.8
洗濯、立って食事の支度	2.0
子供と軽く遊ぶ	2.2
時々立ち止まりながら買い物や散歩をする	2.0 ～ 3.0
ストレッチング、ガーデニングや水やり、動物の世話	2.3
座ってラジオ体操	2.8
ゆっくりと平地を歩く	2.8

なおメッツとは、運動や身体活動の強度の単位です。横になる、あるいは座って楽にしている安静時の状態を１とした時と比較し何倍のエネルギーを消費するかで活動の強度を示します。

健康づくりのためには体力の向上が必要であり、体力の指標としては全身持久力が用いられます。全身持久力は最大酸素摂取量（ml/kg/分）で表すことができますが、運動強度との関係性をわかりやすくするために、「メッツ」で基準値が表されています。安静時酸素消費量は3.5（ml/kg/分）であり、メッツは、各身体活動や運動の最大酸素摂取量÷3.5（ml/kg/分）となります。

QRコード44

長寿科学振興財団「健康長寿ネット」：健康づくりのための身体活動基準

https://www.tyojyu.or.jp/net/kenkou-tyoju/kenkou-zoushin/kenkou-kijun.html

また、運動や身体活動の消費カロリーは、メッツ×体重（kg）×時間×1.05Kcalで計算されます。

例えば体重60kgの人が10分歩く（700m、1,000歩）場合を計算すると、消費カロリーは、普通歩行のメッツ3.0×10分（0.17時間）×（60kg×1.05Kcal＝32.1Kcal、約30Kcalとなります。5,000歩で150Kcal、1万歩で300Kcalとなります。

脂肪（体重）1kgは、7,000Kcalですので、減量に際してはメッツと消費カロリーを考慮して、計画を立てるとよいでしょう。

例えば、1か月で1kg減量する計画を立てますと、7,000Kcal÷30日＝233.3Kcal、1日233.3Kcalを減らす必要があります。歩行だけですと、233.3Kcal÷30Kcal（10分）で、78分の歩行となります。78分の歩行が大変な方は、半分の233.3Kcal÷2＝116.7Kcalを食事で減らすことで、78分÷2＝39分の歩行で1kgの減量が達成できます。1か月0.5kgを目標とすると、それぞれ半分で済みます。これは、1年で6kgの減量となりますので、より現実的です。このように計算は簡単ですが、その実行には勇気が必要です。

3）睡眠障害には短時間の睡眠が有効

睡眠調節は、生命維持にかかわる根幹的な恒常性の維持機構ですが、この睡眠の発現機構にも酸化ストレスが関与することが明らかとなっています（文献89）。

マウスとラットの動物実験では、44論文のシステマティックレビューで（文献90）、水槽での短時間から長時間のレム睡眠あるいは全睡眠の睡眠障害（断眠）は、脂質過酸化反応の亢進で示される酸化ストレスの亢進が、同時に抗酸化力を強めることが報告されています。

また人間においても、大阪大学のグループは、健康な大学生を対象に断眠前後での酸化ストレスバランスをd-ROMsテスト、BAPテストで検討しています（文献91）。その結果、d-ROMs値は断眠2日目の夕方に明らかに増加しましたが、一方、BAP値は断眠直後の早朝に最も高値となりました。この結果は、断眠ではまず抗酸化力が先に活性化され、その後に酸化能が活性化されること、すなわち、短時間の睡眠は酸化ストレスの増大がなく，かつ抗酸化力の活性がみられ、断眠ストレスから緩和される可能性を示すものです。

以下に、厚生労働省の生活習慣病予防のための健康情報サイトから、睡眠についての情報を提供します。

① 眠りのメカニズム

私たちは毎日ほぼ同じ時刻に眠り、同じ時刻に目が覚めます。このような規則正しい睡眠リズムは、日中の疲労蓄積による「睡眠欲求」と「体内時計」に指示された「覚醒力」のバランスで形作られます。睡眠にはサイクルがあります。夢をみる「レム睡眠」と大脳を休める「ノンレム睡眠」が約90分周期で変動し、朝の覚醒に向けて徐々に始動開始します。

この睡眠と覚醒を調節するのが「体内時計」です。活動する日中には脳の温度を高く保ちますが、夜間には体から熱を逃がして脳を冷やします（熱放散）。脳が急速に冷える時間と一致して、体内時計ホルモンであるメラトニンが分泌を始め入眠を促します。朝方になると覚醒作用を持つ副腎皮質ホルモンの分泌が始まります。また、脳の温度が自然に高くなります。このような準備状態が整って健やかな目覚めを迎えます。

メラトニンは睡眠を促進する作用を持ちますが、明るい光の下では分泌が停止します。静かに横になり熱の放散を促し、メラトニン分泌を妨げないように消灯をして暗い部屋で休むことは、睡眠をサポートする生理機能の力を最大限に引き出すうえでも大事なことなのです。

QRコード45

厚生労働省 e-ヘルスネット：眠りのメカニズム

https://www.e-healthnet.mhlw.go.jp/information/heart/k-01-002.html

② 快眠のためのテクニック－よく眠るために必要な寝具の条件と寝相・寝返りとの関係

睡眠を取り巻く環境を整えることは快眠のための必須条件です。寝床内の環境を作る寝具選びは、よく眠るために重要なポイントとなります。首や肩に無理のない枕、適度な硬さのベットマットや敷き布団、フィット感のある掛け布団は、体への負担が少ない寝姿勢（寝相）を保つことができますので、保温性と吸湿性、放湿性が良い寝具を選ぶとよいでしょう。

QRコード46

厚生労働省 e-ヘルスネット：
快眠のためのテクニック

https://www.e-healthnet.mhlw.go.jp/information/heart/k-01-003.html

③ 快眠と生活習慣

快眠のための生活習慣にはふたつの役割があります。ひとつは直接的な役割で、「運動」や「入浴」のように習慣そのものが直接的に快眠をもたらす場合です。もうひとつは間接的な役割で、良い習慣で体内時計を24時間きっちりと調節すれば、規則正しい睡眠習慣が身に付いて快眠が得られます。そのための習慣としては「光浴」、日光を浴びることがあります。そしてこれらの習慣はそれを行うタイミングが重要なこともわかっています。表9に、快眠を得るための良い生活習慣を示します。

表9．快眠を得るための良い生活習慣

朝
規則正しい時間に起きて、朝の光で体内時計をリセット 朝食で脳のエネルギー補給
昼
日中の活動と自然光で昼夜のメリハリを 短時間の昼寝が効果的 夕方が理想ですが、ライフスタイルに合わせた運動習慣を
夜
入浴は就寝の2～3時間前が理想的 夜の明るい光は禁物、暖色系の蛍光灯を 就寝前の食事、コーヒーや緑茶、寝酒、喫煙は禁物

QRコード47

厚生労働省 e-ヘルスネット：快眠と生活習慣
https://www.e-healthnet.mhlw.go.jp/information/heart/k-01-004.html

また、以下は、「健康づくりのための睡眠指針2014」の「睡眠12箇条」です。

表10．睡眠12箇条

1）良い睡眠で，からだもこころも健康に。
2）適度な運動、しっかり朝食、ねむりとめざめのメリハリを。
3）良い睡眠は、生活習慣病予防につながります。
4）睡眠による休養感は、こころの健康に重要です。
5）年齢や季節に応じて、ひるまの眠気で困らない程度の睡眠を。
6）良い睡眠のためには，環境づくりも重要です。
7）若年世代は夜更かしを避けて、体内時計のリズムを保つ。
8）勤労世代の疲労回復・能率アップに、毎日十分な睡眠を。
9）熟年時代は朝晩メリハリ，ひるまに適度な運動で良い睡眠。
10）眠くなってから寝床に入り、起きる時間は遅らせない。
11）いつもと違う睡眠には、要注意。
12）眠れない、その苦しみをかかえずに、専門家に相談を。

QRコード48
厚生労働省：健康づくりのための睡眠指針2014
https://www.mhlw.go.jp/file/06-Seisakujouhou-10900000-Kenkoukyoku/0000047221.pdf

4）温泉・サウナの酸化ストレス抑制効果

温泉には疲労回復効果、リラックス効果、ストレス改善効果、血圧改善効果があるとされています。私たちが温泉を好むのは、これらの効果を期待しているものと考えられます。さらにサウナには、酸化ストレスを制御する作用からの、酸化ストレスの関連する疾患の症状を改善する効果も認められています（文献92）。

酸化ストレスを可視化できるマウスでの実験があります。41℃の温泉条件で10分間、各種の泉質に入浴させ、入浴後に腹腔内に酸化ストレスを可視化する薬剤D-Luciferinを投与し、酸化ストレスの体内での情報を視覚化（IVIS Lumina IIを用いた体内イメージング）し、酸化ストレスの可視化及び定量を行うものです。また、血中に含まれる、通常の生育温度より5～20℃高い温度に曝されたときに発現誘導されるタンパク質（熱ショックタンパク質Heat Shock Protein：HSP72）を測定しています。その結果、41℃の入浴は、酸化ストレスを抑制するとともに、HSP72の発現を亢進させました。この結果は、41℃の入浴により誘導されるHSP72が酸化ストレスを抑制したものと考えられています。

また、泉質についての検討では、硫黄泉（硫化水素型）が酸化ストレスを抑制しました。これらの結果は、硫黄泉（硫化水素型）の酸化ストレス抑制効果が、硫化水素の還元作用だけではなく、温熱刺激によって誘導されるHSP72を介した抗酸化酵素との相互作用によって生じるものと考えられています（文献93）。

また、サウナについても活性酸素の産生の抑制と抗酸化力を亢進させる効果があることを示す試験も行われています（文献94）。20分間10日間連続してサウナに入浴した後18日間の休止、その後前回と異なるサウナへ10日間入浴、その前後で各種検査を比較検討しています（クロスオーバー比較試験)。その結果、両サウナともに、入浴後には、心拍数、ダブルプロダクト（収縮期血圧×脈拍数)、血漿の鉄還元能力（Ferric Reducing Ability of Plasma：FRAP)、NK細胞活性が増加し、皮膚刺激による痛みの重症度評価であるビジュアルアナログスケール（VAS)、体重、8-ヒドロキシ-デオキシグアノシン（8-OH-dG）が低下しました。ことに抗酸化力を示すFRAPが増加し、酸化ストレスの指標である8-OH-dGが低下したこと、さらには、交感神経の指標であるVSA、ＮＫ細胞活性が増加したことは、サウナのマイナスイオンが交感神経機能を低下させるとともに、活性酸素の産生の抑制と抗酸化力を亢進させることによるものと考えられます。

サウナの効果は、慢性の心不全患者さんにおいても有効で、60℃、15分間のサウナ温熱治療法では、d-ROMs値の低下、Mn-SODの上昇、そしてHSP27 およびHSP32の上昇が認められています（文献95)。

また、松田は、日本の各地の温泉の「通い湯治モニター」の酸化ストレスに対する効果をd-ROMsテスト、BAPテストで検証をしています（文献96)。その結果を表11，12に示しました。表11には湯治の酸化ストレスに対する効果を、表12には抗酸化力に対する効果を示しています。湯治が酸化ストレスを軽減するとともに、抗酸化力を亢進させることが明らかにされています。なお、この結果は週２回の通い湯治の効果ですが、週１日でも同様の効果が得られています。

表11. 週2回の湯治モニターの酸化ストレスに対する効果

d-ROMs値（CARR/U）	湯治前	湯治後
500U以上：かなり強度の酸化ストレス	1人（3.8%）	1人（3.8%）
401～500U：強度の酸化ストレス	10人（38.5%）	1人（3.8%）
341～400U：中等度の酸化ストレス	5人（19.2%）	2人（7.7%）
321～340U：軽度の酸化ストレス	1人（3.8%）	2人（7.7%）
300～320U：ボーダーライン	2人（7.7%）	4人（15.4%）
299U以下：適値	7人（26.9%）	16人（61.5%）

表12. 週2回の温治モニターの抗酸化力に対する効果

BAP値（μmol/L）	温治前	温治後
1400（μmol/L）：抗酸化力が大幅に不足	0人（0%）	0人（0%）
1600未満～1400：抗酸化力がかなり不足	2人（10.0%）	0人（0%）
1800未満～1600：抗酸化力が不足	4人（20.0%）	0人（0%）
2000未満～1800：抗酸化力がやや不足	3人（15.0%）	2人（10.0%）
2200未満～2000：ボーダーライン	7人（35.0%）	6人（30.0%）
2200以上：適値	4人（20.0）	12人（60.0%）

このように、温泉あるいはサウナの有効性は、ことに酸化ストレスを軽減させ、抗酸化力を上昇させ、また、交感神経機能をも

軽減することですが、このことは温泉あるいはサウナが多くの生活習慣病の発症あるいはその進行を抑制する可能性があることを示しています。

5）紫外線の浴びすぎを避ける

第２章の「活性酸素はどうしてできる（産生源）」で記述しましたように、紫外線は皮膚での酸化ストレスを亢進させ、シワ・シミとともに皮膚がんの発症などの健康被害をおこします。したがって、紫外線の浴びすぎを避けるようにします。

紫外線による健康被害については、環境省の「紫外線環境保健マニュアル2020」ならびに国土交通省・気象庁の「紫外線による健康被害の予防」を参考にしてください。

紫外線による健康被害の予防には、状況に応じて、表13に示すような対策が効果的です。

QRコード49
環境省：紫外線環境保健マニュアル2020
https://www.env.go.jp/content/900410650.pdf

QRコード50

気象庁：紫外線による健康被害の予防
https://www.data.jma.go.jp/env/uvhp/3-60uvindex_prevention.html

表13. 紫外線の浴びすぎを防ぐには

対策：1．紫外線の強い時間帯を避ける。
2．日陰を利用する。
3．日傘を使う、帽子をかぶる。
4．衣服で覆う。
5．サングラスをかける。
6．日焼け止めを上手に使う。

なお、紫外線の強い時間帯は、正午前後の太陽が最も高くなる時です。また、サングラスについては、色の濃いサングラスは眼に入る光の量が少なくなるため、瞳孔が普段より大きく開きます。そのため、紫外線カットが不十分なレンズでは、かえってたくさんの紫外線が眼の中に侵入し、危険な場合がありますので注意してください。

紫外線には、健康被害を生じるとともに、体内でビタミンDを生成します。このビタミンDは、骨粗鬆症を予防するとともに、肝臓がん、肺がん、乳がん、前立腺がんなどの予防効果もあることがわかってきています。

一方、私たち日本人はビタミンDの食品からの摂取が少ないことが厚生労働省の調査でわかっています。１日に必要なビタミンＤの量は15μgですので、食品でビタミンＤを5μgとるとともに、残りの10μgは紫外線を浴びて体内で生成するようにします。

このために必要な日照時間は、15分程度ですが、顔や手だけでなく、両腕、足などでも紫外線を浴びるようにして、紫外線の照射面積を増やすことで照射時間を短くします。このような対策で、１日10分、紫外線の強い時間帯を避けて、ことに朝方に太陽光を浴びるようにしてください。

なお、このビタミンＤには、生理的な濃度で酸化ストレスによる細胞傷害を保護する働き、抗酸化作用のあることが、ビタミンＤ欠乏ラットの実験で明らかにされています（文献97）。具体的には、ビタミンＤ欠乏ラットでは酸化ストレスが進行するとともに、抗酸化酵素のス－パーオキサイドジスムターゼ（SOD）、カタラーゼが低下していますが、ビタミンＤの補充がこれらを改善すること、酸化ストレスを軽減し、抗酸化力を亢進させることが明らかにされています。

このように、活性酸素に２面性があるように、紫外線にも２面性があります。「過ぎたるは猶及ばざるがごとし」と言えます。

2. 食品による抗酸化物質摂取で活性酸素（ROS）を抑える

1）ポリフェノール

活性酸素の発生やその働きを抑制し、あるいは活性酸素そのものを取り除く物質が抗酸化物です。この抗酸化物には、ポリフェノールやカロテノイドがあります。

ポリフェノールには、ブルーベリーなどに含まれるアントシアニン、緑茶に含まれるカテキン、大豆に含まれるイソフラボン、ゴマの成分であるリグナンに含まれるセサミン、コーヒーに含まれるクロロゲン酸、赤ワインに含まれるレスベラトロールなどがあります。

カロテノイドには、緑黄色野菜や果物など多くの食品に含まれるβカロテンやリコピン、海老やカニなど甲殻類や、さけ・ますなどの魚類が持つアスタキサンチンなどがあります。

QRコード51
厚生労働省 e-ヘルスネット：抗酸化物質
https://www.e-healthnet.mhlw.go.jp/information/dictionary/food/ye-009.html

① アントシアニン

アントシアニンは、フラボノイド系の植物色素で、ブドウ、ブルーベリー、リンゴ、イチゴなどの果実、ナス、シソ、豆の種の色素成分です。食品の着色に利用されており、花の色を変えることが実現しています。特に青いバラは特筆すべき成果です。

アントシアニンは（文献98）、糖と結合した配糖体として存在します。糖以外の部分はアントシアニジンと呼ばれ、ペラルゴニジン、シアニジン、デルフィニジン、ペオニジン、ペチュニジン、マルビジンの6種です。このアントシアニジンは主にベリー類の果実に多く含まれます。

ヨーロッパのアントシアニン摂取量に関する研究から、その摂取量は、非肥満の高齢女性、非喫煙者で多く、また、教育レベルと身体活動とともに増加していました。この事実から、アントシアニンの肥満、糖尿病に対する予防効果に関する研究が進んでいます。

ブルーベリーから抽出したアントシアニンの体脂肪抑制作用は、肝臓、白色脂肪組織での脂肪合成の効果によるものとされています。また、マルベリー、タルトチェリー、チョークベリーにも脂肪蓄積の抑制、血糖値の上昇の抑制作用があります。より詳細な研究では、これらの作用は血中のアディポネクチン（血管のメンテナンスをしてくれる善玉ホルモン）を上昇させること、炎症性サイトカインである腫瘍壊死因子（Tumor Necrosis Factor：TNF）-α、単球走化性タンパク質-1（Monocyte Chemoattractant Protein-1：MCP-1）を抑制するものと考えられています。

糖尿病についても、２型糖尿病マウスの研究で、ビルベリーアントシアニンが血糖値の上昇抑制、インスリン感受性の改善作用のあることが明らかになっています。これは、レチノール結合タンパク質（Retinol Binding Protein：RBP）４の発現の低下によるものと考えられています。

人間での研究では、イタリアのグループが、肥満の男女を対象にブルーベリー、ビルベリーを８週間摂取する無作為化試験を行いました。これは、摂取する群と摂取しない群の２群を、第３者により分け（ランダム化）公平に比較するもので、これらを摂取した群では、摂取しない群に対して、血圧の低下と酸化LDLコレステロールの低下が認められています。また、英国のコホート研究（ある要因を持つ集団と持たない集団を追跡し、その要因に基づく疾患にかかる率や、死亡率を比較する方法）、ならびに無作為化試験で、摂取群での心血管疾患の発症抑制効果が認められています。なお、相反する報告もあり、ヒトでの有効性についてはさらなる検証が必要と思われます。

アントシアニンの効果と酸化ストレスについては、椙山女学園大学のグループによる、黒大豆のアントシアニンを乾燥粉末として健康な若年女性に投与した研究があります（文献99）。その結果、黒大豆投与群では、体重、BMI、グリコアルブミンの低下とともに、d-ROMs値が非投与群に対して有意に低下しました。また、HDLコレステロールの上昇とともに、BAP値が有意に上昇しました。酸化ストレスは、生活習慣病の発症・進展に関与しています。黒大豆アントシアニンが酸化ストレスを有意に低下させ、抗酸化作用を有意に増加させたことは、黒大豆アントシアニンの摂取が、生活習慣病の発症・進展予防に有用である可能性を示すものです。

② カテキン

カテキンは、ポリフェノールのフラボノイド系のフラバノール類に分類され、主に緑茶の苦渋味成分です。緑茶中の主なカテキンの成分はエピカテキン、エピガロカテキン、エピカテキンガレート、エピガロカテキンガレートなどの約4種類が含まれています。緑茶抽出液中の主なカテキンの割合はエピガロカテキンガレートが約59.1％と最も多く、次いでエピガロカテキンが約19.2％、エピカテキンガレートが約13.7％、エピカテキンが約6.4％含まれています。またカテキンは、緑茶以外にも抹茶、大豆、小豆、ココアなどにも含まれています。

QRコード52
日本カテキン学会：カテキンとは？
https://www.catechin-society.com/iroha.html

カテキンの健康への効果は、抗菌・殺菌作用、抗ウイルス作用、活性酸素除去作用、コレステロール低下作用、体脂肪低減作用、抗アレルギー効果、虫歯に対する効果があります。

ⅰ）抗酸化作用

カテキンは、活性酸素の中でもその活性の強いスーパーオキサイドアニオンラジカル（$\cdot O_2^-$）や一重項酸素（$^1O_2$）を消去します。

ⅱ）抗ウイルス作用

ウイルスは、細胞内に侵入することで初めて、細胞内で増殖することができます。ウイルスが細胞膜に接着して細胞内に侵入する際には、ウイルスの突起（スパイク）が、その先の細胞表面のジョイントの部分と結合することが必要です。ワクチンによる抗体はスパイクに対するものですが、カテキンはジョイント部分に作用してウイルスの細胞内への侵入・増殖を防ぎます。これがカテキンの抗ウイルス作用です。

QRコード53
日本カテキン学会「カテキンの効果・作用」：抗ウイルス作用
https://www.catechin-society.com/effect_02.html

ⅲ）抗がん作用

カテキンには、上記の活性酸素消去作用とともに、がん細胞の突然変異を抑制する作用により抗がん作用を示します。

ⅳ）コレステロール低下作用

カテキンには、LDLコレステロールの酸化を防ぐ抗酸化作用があります。また、LDLコレステロールを低下させる作用もあります。

ⅴ）血糖上昇抑制作用

カテキンは、腸の糖吸収を抑制することで、食後の血糖上昇を抑制しますので、カテキンは食前に摂取することがより有効です。

ⅵ）殺菌・抗菌作用

カテキンは抗菌作用として、毒素型菌に対しては細菌の細胞膜を破壊することで殺菌作用を示します。ことに食中毒の原因となるO-157（腸管出血性大腸菌）や胃潰瘍、胃がんの原因となるピロリ菌の増殖を抑制しますので、食中毒や胃潰瘍・胃がんの予防に有効です。なおO-157においては、殺菌効果とともにベロ毒素に対する抗毒素作用も示します。

QRコード54

日本カテキン学会「カテキンの効果・作用」：
抗菌・殺菌作用

https://www.catechin-society.com/effect_01.html

ⅶ）虫歯・口臭予防

カテキンは、虫歯の原因となるミュータンス菌の増殖を抑制することで虫歯の予防ができます。

ⅷ）肥満予防

カテキンは、肝臓での脂質代謝を亢進させ、エネルギー消費が高まるため、体脂肪を減少させます。このエネルギー消費は食事により誘発される体熱産生、食事後の消化・吸収によるエネルギー消費です。全体の消費エネルギーの約10～15％に相当します。内臓脂肪が多い人は食事誘発性の体熱産生が低いので、カテキンの摂取により消費エネルギーが増加し、肥満予防に役立ちます。また、運動時の脂肪燃焼量を増加させることも明らかです。

QRコード55
日本カテキン学会「カテキンの効果・作用」：
体脂肪低減作用
https://www.catechin-society.com/effect_05.html

カテキンの抗酸化作用についての人間での研究では（文献100）、エピガロカテキンガレード（EGCG）の180mg、270mg、540mgの投与が、血中の活性酸素消去酵素であるスーパーオキサイドジスムターゼ（SOD）活性をそれぞれ16％、19％、49％増加させています。なお、EGCG180mgは緑茶の217mlに相当します。したがって、抗酸化作用を期待できる摂取量は、１日当たり約500mg以上と考えられます。

また、三重大学のグループは、運動部の学生を対象とし、運動の前に茶カテキンを780mg投与した研究で、運動後に上昇するd-ROMs値、BAP値について、ことにBAP/d-ROMs比をプラセボに対して有意に増加させること、すなわち運動の後の酸化バランスを改善することを報告しています（文献101）。

なお、欧州食品安全機関（European Food Safety Authority：EFSA）では、１日当たり800mg以上のカテキンをサプリメントとして摂取すると肝機能異常をきたす可能性を指摘していますので、過剰摂取には気をつける必要があります。

③ イソフラボン

イソフラボンは、大豆に含まれるポリフェノールの一種ですが、その含量は大豆一粒でわずか0.2～0.3％ほどしかありません。特に多いのが胚芽の部分です。また、イソフラボンには分子量の大きなグリシド型イソフラボンと、分子量の小さなアグリコン型イソフラボンがあります。体内の吸収には、腸内細菌によりアグリコン型になって初めて体内に吸収されます。さらに、アグリゴン型イソフラボンにはダイゼイン、ゲニステイン、グリシテインの３種類があります。大豆胚芽のイソフラボンにはダイゼインが約70％、一方、丸大豆由来のイソフラボンにはダイゼインは約40％で、ゲニステインが約50％となっています。

QRコード56

長寿科学振興財団「健康長寿ネット」：フラボノイドの種類と効果と摂取量

https://www.tyojyu.or.jp/net/kenkou-tyoju/shokuhin- seibun/flavonoid.html

このアグリゴン型イソフラボンが、女性ホルモンのエストロゲンとその分子構造がよく似ていることから「植物性エストロゲン」と呼ばれています。そして、エストロゲン様作用を発揮するのは、この分子構造が似ていることから、細胞核内にある受容体（レセプター：受け皿）にうまく入り込むことでエストロゲン作用を発揮します。なお、このイソフラボンの活性はエストロゲンの1,000分の1から10,000分の１と非常に穏やかであることから、エストロゲンが十分に分泌されているときには作用が現れず、エストロゲンがほとんどなくなる更年期に作用するのです。

イソフラボンの生理作用としては、以下のことが挙げられます。破骨細胞の作用抑制・骨芽細胞の作用増強から骨密度を増加させて、骨粗鬆症を予防します。また、血管内皮細胞で一酸化窒素（NO）の産生を促進し、LDLコレステロール・中性脂肪を減少させ、HDLコレステロールを増加させることによる抗動脈硬化作用があります。

脂肪細胞を分化・縮小させるとともに脂肪細胞の燃焼亢進作用による内臓脂肪減少作用があり、インスリン感受性を亢進させます。また、腫瘍壊死因子（TNF-α）の産生を抑制することによる抗炎症作用があります。さらには、チロシンキナーゼ活性を抑制する作用のあることから、乳がんのリスクを減らす作用も報告されています（文献102）。

イソフラボンの抗酸化作用についての動物実験があります。脂肪食により誘発される肥満モデルマウスで、イソフラボンが血中の脂質過酸化物を減少させ、血中アディポネクチンを増加させました。また、NADPHオキシダーゼの発現を抑制することで活性酸素の生産を抑制します（文献103）。

人間での研究では、若年女性を対象とした研究で、大豆発酵食品の味噌の摂取によるd-ROMs値の低下と、BAP値の上昇が示されています（文献104）。また、更年期の女性を対象とした研究でも、イソフラボンが更年期指数を有意に低下させるとともに、d-ROMs値を有意に低下させ、BAP値を有意に上昇させています（文献105）。

このように、イソフラボンは活性酸素産生を抑制し、抗酸化力を亢進させることで酸化バランスを改善するように作用します。したがって、多くの生活習慣病の抑制が期待されています（文献106）。

なお、大豆イソフラボンの摂取量については、厚生労働省により、閉経前女性では１日46mg、閉経後女性では１日52mg、そして男性では1日48mgが推奨されています（文献107）。主な食品でのイソフラボン含有量は、納豆１パック（80ｇ）で65.0mg、豆腐1/2丁で55.0mg、大豆飲料（125mL）で69.0mg、味噌大匙１杯（18ｇ）で7.2mgです。

④ セサミン

セサミンは、ゴマの成分であるリグナンに含まれています。その生理作用には，降圧作用、肝臓を保護する作用、骨粗鬆症の予防作用、更年期症状の軽減作用、抗炎症作用とともに抗酸化作用があります。また、一部にがん発症抑制作用があります（文献108）。

セサミンの降圧作用については実験的高血圧モデルで明らかにされています。ことに酸化ストレスが亢進するデオキシコルチコステロン（DOC）食塩高血圧モデルで降圧効果を示しています。この降圧作用のメカニズムの一部にはセサミンの抗酸化作用が考えられています。また、高血圧自然発症ラット（SHR）に抗酸化酵素であるスーパーオキサイドジスムターゼ（SOD）を投与すると、血圧が低下することも報告されています。

アルコール代謝に対する効果については、動物実験でセサミンの投与が、アルコール脱水酵素（ADH）とともにアルデヒド脱水酵素（ALDH）の発現を3～4倍増加させています。また、同時に脂肪酸β酸化系酵素ならびに脂肪酸酸化系酵素の発現も増強されていることから、脂肪肝の予防にも効果がありそうです。

人間でのセサミンの効果については、更年期女性を対象とした研究で、1日セサミン30mgの４週間の投与で、更年期指数の改善とともに副交感神経を亢進させ、その結果として血圧が低下しています。

セサミンの抗酸化作用については、ラットの動物実験では、セサミンの代謝物であるジカテコール体セサミンがスーパーオキサイドアニオンラジカル（・O_2^-）消去作用、ヒドロキシラジカル（・OH）消去作用をそれぞれ73.7％、59.2％示し、過酸化脂質の生成抑制作用を71.3％示しています。この結果は、セサミンには活性酸素の生産の抑制作用とともに抗酸化作用を保有することを示しているものと考えられます。

人間でのセサミンの抗酸化作用については、健康な男子を対象とした研究があります。自転車エルゴメーターによる強度の運動をさせる前にセサミン36mgをビタミンＥとともに投与し、その２時間後から自転車エルゴメーターによる強度の運動をさせ、血中の過酸化脂質濃度を経時的に測定しています。その結果、セサミンを投与していない群では過酸化脂質濃度が経時的に増加しますが、セサミン投与群ではこの過酸化脂質濃度の上昇がほぼ完全に抑制されていました。この結果からもセサミンは、ヒトにおいても抗酸化作用を示すことが明らかです（文献109）。

なお、最近、セサミンの抗炎症作用についての詳細が慶應大学のグループにより明らかにされています（文献110）。このグループは、独自のアフィニティ生成システムを用いた研究で、セサミンが肝臓で代謝されポリフェノール様物質（SC1）となり、これがSC1受容体タンパク質のアネキシン（A1）に結合することで抗炎症作用を示すとするものです。なお、この機序は肝臓での炎症を抑制する可能性もあるとのことです。前述した肝臓を保護する作用に関連するものと考えられます。

なお、セサミンの摂取量については、上記のヒトでの実験の使用量が1日30mgですので、その量を目安にするのが良いと考えられます。すりゴマですと大さじ１杯（７g）がセサミン59mgに相当しますので、１日30mgですと、大さじ２分の１杯程度と考えられます。

⑤ クロロゲン酸（コーヒーポリフェノール）

コーヒーには、カフェイン以外にポリフェノールが赤ワインに匹敵する量含まれています。赤ワイン100g当たりのポリフェノールが230mgであるのに対して、コーヒーは200mgです。このコーヒーポリフェノールの代表がクロロゲン酸です。

QRコード57

**長寿科学振興財団「健康長寿ネット」：
コーヒーの健康効果とは**

https://www.tyojyu.or.jp/net/kenkou-tyoju/koureisha-shokuji/coffe-kenkokoka.html

このクロロゲン酸には最近の総説でも、抗酸化作用、抗炎症作用、神経保護作用、ことにアルツハイマー病の発症予防作用、抗がん作用のあることが報告されています（文献111）。

抗酸化作用については、ビタミンCと同等の活性酸素消去作用があります。スーパーオキサイドアニオンラジカル（・O_2^-）、ヒドロキシラジカル（・OH）、ペルオキシナイトライト（$ONOO^-$）を消去します。また、LDLコレステロールの酸化変性すなわち酸化LDLコレステロール生成の抑制、DNAの傷害の抑制作用もあります。

このコーヒーの抗酸化作用については、健康な人での調査で（文献112）、クロロゲン酸の多いコーヒーの摂取が、クロロゲン酸の少ないコーヒー摂取に対して、食後の脂肪燃焼促進とともに、BAP/d-ROM比を増加させていました。また、私たちの研究でも（文献113）、男性において、コーヒーの摂取とd-ROM値との間には負の相関が認められました。これは、コーヒーの摂取量が多いと酸化ストレスが減少することを示します。また、多変量解析でもコーヒー３～４杯の摂取がd-ROMs値の減少要因と考えられます。

このように人間において、コーヒーは酸化ストレス抑制作用、抗酸化作用があります。

抗炎症作用については、他のポリフェノールと同様に、炎症性サイトカインである腫瘍壊死因子TNF-α、インターロイキン-8

の産生を抑制します。

神経保護作用では、コーヒーの摂取量とアルツハイマー病の進展が逆相関を示します。すなわち、コーヒーの摂取がアルツハイマー病の進展を抑制します。このコーヒーの神経保護作用については、カフェインの効果も加味されています。したがって、βアミロイドの脳内蓄積を抑制します。この効果は、酸化ストレスによる神経細胞傷害をコーヒーの抗酸化力が抑制することによります（文献114）。

抗がん作用については、日本からの習慣的コーヒー摂取とがん死亡との関連の調査研究があります（文献115）。全死亡については、コーヒーを飲まない人を基準として比較していますが、コーヒー１日１杯未満、１日１～２杯、１日３～４杯、１日５杯以上の群のがん死亡の危険度は、それぞれ0.91、0.85、0.76、0.85とコーヒーを１日３～４杯飲む人の死亡リスクは、全く飲まない人に比べ24％低いことが明らかにされています。このコーヒーの作用には、コーヒーに含まれるクロロゲン酸の血糖の改善作用、血圧の降下作用の関与が考えられています。がん種別では、コーヒー摂取と肝がん、膵がん、女性の大腸がん、子宮体がんのリスクの低下との関連が示唆されています。

抗肥満作用については、肥満者を対象としたクロロゲン酸の効果の報告があります（文献116）。142名の肥満者に、クロロゲン酸を360mg含むコーヒーと35mgを含むコーヒーを12週投与した比較では、360mgの群で内臓脂肪量が有意に減少していました。この効果は、クロロゲン酸の脂肪の燃焼を促進する作用によるものと考えられています。このようなコーヒーの生理作用についての機序の解明は完全ではありませんが、野菜や果実と同様にポリフェノールの摂取という点からは有用と考えられています（文献117）。

コーヒーの摂取量については、上述の人間での研究では、コーヒーカップで３～４杯が良いと考えられます。なお、私どもの研究では、砂糖あるいはミルクを使用すると、この抗酸化作用が減少することが分かっています。ブラックコーヒーです。なお、この量ですと、カフェインの含有量も健康を害すると考えられる400mgを超えませんので安心です。

⑥ レスベラトロール

レスベラトロールは、赤ワイン、ブドウの果皮、ピーナッツやイタドリの根茎などに豊富に含まれるポリフェノールです。いわゆるフレンチ・パラドックス、これはフランス人が喫煙習慣や飽和脂肪酸の摂取が多いにもかかわらず心血管疾患になる頻度が少ないことを、赤ワインの消費量が多いことで説明するものですが、ことに赤ワインに含まれるレスベラトロールとの関連性について関心が集まりました。

ことに、ヒトでの作用が注目されていますが、最近の総説では（文献118）、心血管疾患の予防作用、抗がん作用、抗糖尿病・肥満作用、神経保護作用、抗炎症作用とともに抗酸化作用があることがまとめられています。

抗酸化作用については、レスベラトロールが長寿遺伝子であるサーチュイン遺伝子（Silent Information Regulator Type：SIRT）１を活性化し、抗酸化酵素のスーパーオキサイドジスムターゼSODであるマンガンSOD（Mn-SOD）を増加させ、細胞内の抗酸化力を誘導する機能によることが報告されています。このMn-SODの増加については、拡張型心筋症を発症する動物での研究で（文献119）、レスベラトロールの投与は心拡大の抑制、左心室機能の改善、心線維化の抑制、そして生存率を延長させました。また、Duchenne型筋ジストロフィーを発症する動物での研究でも（文献120）、骨格筋組織での活性酸素レベルの減少作用による筋保護作用が認められています。

人間での研究では、メタボリックシンドロームの患者を対象として、レスベラトロールを1日1,500mgの90日間の長期投与は、プラセボ、形や色が同じで薬理作用のない偽薬に比較して肥満の改善やインスリン抵抗性の改善が認められています（文献121）。また、２型糖尿病患者を対象として、1日1,000mgを８週間投与すると、血糖値の低下が認められました（文献122）。影響が出るのは高用量であり、長期間の投与であることです。したがって、レスベラトロールの代謝改善作用が人間で十分発揮されるには、より高用量で長期間の投与が必要である可能性があります（文献123)。

なお、レスベラトロールには、トランス型とシス型がありますが、多くの論文で使用されているレスベラトロールはトランス型ですので、サプリメントとして使用する際にはトランス型を選び、1粒に何mg配合されているかを確認してください。また、食品としては、赤ワインには1Lに0.2～5.8mg、ピーナッツには100gに0.18～0.71mg、赤ブドウには100gに0.15～0.78mgが含まれています。なお、健康に悪影響がないと推定される1日の摂取の許容量は1日450mgです。サプリメントを使用する際には注意が必要です。

2）カロテノイド

カロテノイドは、動植物に広く存在する黄色または赤色の色素成分です。アルコールに溶けるカロテン類とアルコールに溶けにくいキサントフィル類の2種があります。

これらは、活性酸素の生産を抑えるとともに、取り除く、抗酸化作用を持っています。このため、活性酸素の働きで作られる過酸化脂質が引き起こす動脈硬化を予防し，老化やがんの発生に対しても効果があると考えられています。

カロテノイドを多く含む食品は、緑黄色野菜、マンゴー、パパイヤ、柿、あんず、柑橘類、すいかなどの果実のほか、とうもろこし、赤唐辛子、わかめやひじきなどの海藻類、えび・かになどの甲殻類、いくら、卵黄などがあります。

QRコード58
厚生労働省 e-ヘルスネット：カロテノイド
https://www.e-healthnet.mhlw.go.jp/information/dictionary/food/ye-007.html

このカロテノイドには、共通した生理活性として抗酸化作用とともに細胞の成長、遺伝子発現、免疫反応、アポトーシスの誘導を調節する作用があります。また、カロテノイドのサプリメントとしての投与は、BおよびTリンパ球の増殖を刺激し、乳がん、子宮頸がん、卵巣がん、大腸がんのリスクを軽減するとともに心血管疾患のリスクも軽減します。ことにβカロテン、リコピン、ルテインは抗酸化作用によりそれぞれの生理活性を示します（文献124）。

① βカロテン

βカロテンは、カロテン類のカロテノイドです。植物のもつ黄色の色素で、にんじん、ほうれんそう、かぼちゃなどの緑黄色野菜に多く含まれています。人体の脂肪組織に蓄えられ、肝臓や小腸の粘膜の中で、必要な時にビタミンAになります。したがってプロビタミンAと呼ばれます。

ビタミンA（レチノール）は、脂溶性であることから過剰摂取が心配されますが、プロビタミンAは、必要に応じてレチノールへ返還されるため、βカロテンの摂取ではビタミンAの過剰の心配はありません。

QRコード59

長寿科学振興財団「健康長寿ネット」：ビタミンAの働きと1日の摂取量

https://www.tyojyu.or.jp/net/kenkou-tyoju/eiyouso/vitamin-a.html

ビタミンAは体内ではレチノールとして目の健康を維持する効果があります。ドライアイや夜盲症を防ぎます。また、皮膚のターンオーバー、一定の期間で皮膚の細胞が生まれ変わる仕組みを整え、皮膚の乾燥やしわなどの肌のトラブルを予防します。なお、過剰に摂取すると手のひらや足の裏が黄色くなる柑皮症がおこることがあります。

一方、レチノールの欠乏は、リンパ球を小腸に供給できなくなり免疫細胞が減少することから、容易に腸の感染症をおこします。このレチノールと免疫反応の制御と疾患との関係は注目する課題となっています。ことに、レチノールから創製されたp-アルキルアミノフェノールは、活性酸素であるスーパーオキサイドアニオンラジカル（・O_2^{-}）を消去する作用のあることから、有効な抗がん剤となる可能性があります（文献125）。事実、レチノールの活性型であるレチノイン酸（レチノイド）は急性前骨髄球性白血病の治療薬として使用されています。

このがんとの関連では、βカロテンの摂取量が少ない人たち、あるいはβカロテンの血中濃度が低い人たちが、がん、特に喫煙に関連する肺がんや喉頭がんになる確率が高いという人たちの集団での報告のあることから、抗がん作用が期待されています。しかしながら、米国での喫煙者、アスベスト曝露者を対象としたCARET（the Beta-Carotene and Retinol Efficacy Trial）研究では（文献126）、βカロテン30mgの投与平均4年間の追跡で、レチノール投与群での肺がん罹患率が28%上昇したため、研究が途中で中止となっています。

なお、動物実験ですが（文献127）、牛の生後２～８週にβカロテン20mgを経口投与すると、酸化ストレスの指標であるd-ROMs値が低下し、抗酸化力の指標であるBAP値が上昇していました。

また、認知機能、心血管疾患に対する効果も報告されています（文献128）。

さらには、レチノールは脂溶性であることから、体内への蓄積による副作用の予防に、その摂取量が定められています（文献129）。その推奨投与量は、レチノール活性当量（RAE）で１日当たり、50～64歳の男性で900μgRAE、女性で700μgRAE、65～74歳の男性で850μgRAE、女性で700μgRAE、75歳以上の男性で800μgRAE、女性で650μgRAEとなっています。

② リコピン

リコピンは、カロテン類のカロテノイドです。水にほとんど溶けない脂溶性の赤色色素です。トマトに多く、すいか、柿、金時ニンジン、グミなどにも含まれます。リコピンは抗酸化力が強く、その抗酸化力はβカロテンの2倍以上、ビタミンEの約100倍といわれています。

この主にトマトに由来するリコピンには、強い抗酸化作用とともに、抗がん作用、心血管疾患の発症予防作用、２型糖尿病の改善作用がありますが、これらの生理作用は、LDLコレステロール低下作用ならびに酸化変性抑制作用などの血中脂質の改善作用、血管内皮機能の改善作用、抗炎症作用と活性酸素消去作用に基づきます（文献130）。

ことに心血管疾患の発症予防効果については、リコピンの活性酸素である一重項酸素（$^1O_2$）、脂質ラジカル（LOO・）の消去作用としての抗酸化作用、そして炎症性サイトカインであるインターロイキン（IL）-1β、IL-6、IL-8と腫瘍壊死因子TNF-αの合成・分泌を抑制する作用が中心的な生理作用です（文献131）。また、２型糖尿病の改善作用についても、高血糖による活性酸素である終末糖化産物（Advanced Glycation End-Products：AGEs）の産生の増加を抑制し、糖尿病で減少する活性酸素消去酵素であるスーパーオキサイドジスムターゼ（SOD）を改善する作用に基づきます（文献132）。

また、抗がん作用については、疫学的にトマトを多く摂取する地域では胃がん、大腸がんの少ないこと、また、実験的には肺がん、乳がん、子宮がん細胞の増殖を抑制する作用が報告されています。人間においては、リコピンが前立腺がんの発症を抑制するとする報告もありますが（文献133）、15の研究報告のメタ解析（似た研究の複数の結果を統合して解析すること）では、リコピンの前立腺がん全体のリスクを軽減する作用は認められませんでした。しかしながら進行がん例では、その抑制作用が認められています（文献134）。

リコピンの摂取量については、多くの研究ではトマトジュースとしての投与が多く、その量は300～500mLでした。通常では、15～30mgを必要としますので、生トマトで２個、トマトジュースで約１杯、180mL、ケチャップでは大さじ４杯程度となります。

③ ルテイン

ルテインは、キサントフィル類のカロテノイドです。マリーゴールドの黄色の花弁や、ホウレンソウ、かぼちゃ、ケールなどの緑黄色野菜に多く含まれています。また、卵黄や動物性脂肪にも含まれます。体内では、ゼアキサンチンとともに眼球内の黄斑部や水晶体に多く存在します。紫外線やブルーライトの青色光を吸収することで酸化ストレスから眼球を防御しています。加齢性の目の病気である加齢黄斑変性、白内障は加齢に伴うルテインの減少による、抗酸化力の減少に基づくものです（文献135)。

したがって、ルテインを含む食品の摂取は血中とともに黄斑部のルテイン濃度を上昇させ、加齢黄斑変性のリスクを軽減します。また、白内障についてもルテインとゼアキサンチンを含む食品の摂取が多いと、それらの食品の持つ活性酸素産生の抑制、ならびに抗酸化作用に基づき、そのリスクが軽減します（文献136)。

なお、投与量については、加齢性眼疾患研究２（The Age-Related Eye Diseases Study 2：AREDS2）での10mgが（文献137)、長期投与でも安全であり、推奨されます。なお、加齢黄斑変性には滲出型と萎縮型がありますが、AREDS2では滲出型はルテインの投与で抑制できますが、萎縮型では抑制できていません。これには、萎縮型の視力低下が長期間に及ぶことによる可能性があり、萎縮型の効果の検証にはより長期間の検討が必要となります。

また、ルテインは体内で作ることができませんので、食事から摂取する必要がありますが、脂溶性の分子であることから、小腸で吸収されるためには食事に脂肪が含まれていることが必要となります。その投与量は、AREDS2でのルテイン10mg、ゼアキサンチン2mgが推奨されます（文献138)。

④ アスタキサンチン

アスタキサンチンは、キサントフィル類のカロテノイドです。ロブスターから発見され、その色は赤色です。オキアミ、えび、鯛、鮭などに含まれます。また、ヘマトコッカスと呼ばれる藻類に含まれます。このプランクトンであるヘマトコッカスは、自分の体内でアスタキサンチンを作ることができます。他の生物は自ら作ることができませんので、このプランクトンを餌としてアスタキサンチンを取り込みます。食物連鎖の一つです。

アスタキサンチンは、ファイトケミカル（野菜や果物の色素や香り、辛味などに含まれる機能性の成分）の中で、活性酸素である一重項酸素（$^{1}O_2$）を消去する作用が、βカロテンの4.9倍、ルテインの2.6倍、リコピンの1.6倍と最も強力です。

したがって、このように抗酸化力の強いアスタキサンチンには、活性酸素により発症する生活習慣病の発症を予防する効果があります。この活性酸素は、ミトコンドリアの構造的ならびに代謝的機能を傷害することで、さらに酸化ストレスを増強しますので、ことにミトコンドリアの傷害に基づき生産される活性酸素に対して有効です（文献139）。

実際に、心血管疾患の発症予防、糖尿病の発症予防、抗がん作用とともに美容の分野で応用されています。将来的には、藻由来の自然のアスタキサンチンが利用される可能性が期待されます（文献140）。ことに、心血管疾患の予防効果については、アスタキサンチンの一重項酸素（$^{1}O_2$）ならびにその他のフリーラジカルの消去作用に基づきます（文献141）。

また、アスタキサンチンが脂溶性であることから、脳血管関門を通過し、脳内に分布しますので、第4章でも記述しましたように、アルツハイマー病、パーキンソン病、筋萎縮性側索硬化症などの神経変性疾患、脳梗塞、くも膜下出血などの脳卒中の予防効果が期待されます。なお、これらの効果は主に動物実験に基づくものですので、人間での臨床効果についての検証が必要です（文献142）。

なお、アスタキサンチンの摂取量については、内閣府の食品安全委員会の食品安全総合情報システムでは、１日の推奨摂取量を8mgとしています（文献143）。

3）抗酸化ビタミン

活性酸素の働きを抑える抗酸化作用を持つビタミンのことを抗酸化ビタミンといいます。ビタミンA、ビタミンC、ビタミンEなどです。人間の体は本来、活性酸素消去酵素であるスーパーオキサイドジスムターゼ（SOD)、カタラーゼ、グルタチオンペルオキシダーゼなどの酵素によって活性酸素を抑える働きが備わっていますが、年齢を重ねるとともに体内で作られるこれらの酵素の量は減少していきます。抗酸化ビタミンは、酵素によって処理しきれない活性酸素の働きを抑える抗酸化物質です。このほか、ビタミン様作用物質と呼ばれ、厳密にはビタミンとは区別されるものの中にも、コエンザイムQ10など抗酸化作用を持つものがあります。

QRコード60

厚生労働省 e-ヘルスネット：抗酸化ビタミン

https://www.e-healthnet.mhlw. go.jp/information/dictionary/food/ye-008.html

なお、ビタミンAについてはβカロテンの項で前述していますので、ここではビタミンC、ビタミンEならびにコエンザイムQ10について述べます。

① ビタミンC

ビタミンCは、水溶性のビタミンで化学名はアスコルビン酸です。16世紀から18世紀にかけての大航海時代に、新鮮な野菜や果物の摂取量が極端に少なかった船員たちの間で流行した壊血病を予防する成分として、オレンジ果汁から発見されました。

ビタミンCは、骨や腱などの結合タンパク質であるコラーゲンの生成に必須の化合物です。したがってビタミンCが不足すると、コラーゲンが合成されないため、血管がもろくなり出血をおこします。これが壊血病です。また、毛細血管、歯、軟骨などを正常に保つ働きがあるほか、皮膚のメラニン色素の生成を抑え、日焼けを防ぐ作用や、ストレスやかぜなどの病気に対する抵抗力を強める働きがあります。最近はビタミンCの抗酸化作用が注目され、がんや動脈硬化の予防や老化防止にビタミンCが有効であることが期待されています。

QRコード61
長寿科学振興財団「健康長寿ネット」：
ビタミンCの働きと1日の摂取量
https://www.tyojyu.or.jp/net/kenkou-tyoju/eiyouso/vitamin-c.html

ビタミンCは、一重項酸素$^1O_2$を消去することから、この抗酸化力についてはd-ROMsテスト、BAPテストを活用した動物研究があります。

ウシにビタミンCを1日1,000mgを８週間投与すると、活性酸素産生能であるd-ROMs値が有意に低下し、酸化ストレス度としてのd-ROMs/BAP比が有意に低下しました（文献144）。この結果は、ビタミンCには抗酸化作用のあることを示すものです。

また、遺伝子操作でビタミンCの産生をできなくしたマウスでの研究でも（文献145）、ビタミンCの投与はd-ROMs値を低下させ、BAP/d-ROMs比を増加させました。この結果もビタミンCの抗酸化作用を示すものです。

人間での効果については、日本での疫学研究（地域社会や特定の集団を対象として、健康に関する事象、病気の発生状況などの頻度などを調査し、その要因を明らかにする研究）があります（文献146）。全国９か所の保健所管内の住民８万２千人の５年間の追跡調査で、ビタミンCの摂取量が多いグループが、ビタミンCの摂取量が少ないグループに比べて全脳卒中の発症リスクは約19％、脳梗塞の発症リスクは約24％低減していました。

なお、人間でのビタミンCの投与量については、ヒトはビタミンCを体内で作れないため、成人では１日の推奨量が100mgと設定されています（文献129）。なお、妊婦では10mgを、授乳婦では45mgを追加量として摂取します。また、ビタミンCの摂取量と体外排泄を総合的に考えると、通常の食品から摂取することを基本とし、通常の食品以外の食品から１日1,000mg以上を摂取することは推奨できません。

② ビタミンE

ビタミンEは、４種のトコフェロールと４種のトコトリエノールの合計8種の化合物の総称です。脂溶性で、脂質とともに腸管からリンパ管を経由して体内に吸収されます。抗酸化力が強く、過酸化脂質の生成を抑制し、血管を健康に保つほか、血中のLDLコレステロールの酸化を抑制することから動脈硬化を予防し、老化防止にも効果がある可能性があります。したがって、ビタミンEが不足すると血行障害からの冷え、頭痛、肩こりなどがおこります。また、抗酸化力の低下は肌を紫外線による刺激から守れなくなり、「光老化」から、シミやしわができやすくなります。さらには動脈硬化の原因につながります。

ビタミンEは、摂取量の３分の２が便として排泄されるため、脂溶性ビタミンの中では比較的体内に蓄積されにくく、通常の食事の範囲では過剰症はほとんどおこりません。

１日の摂取量については、2020年版食事摂取基準では（文献129）、男性は、18歳～49歳で6.0mg、50歳～74歳で7.0mg、75歳以上で6.5mg、女性は、18歳～29歳で5.0mg、30歳～49歳で5.5mg、50歳～64歳で6.0mg、65歳以上で6.5mgと設定されています。なお、サプリメントなどでの過剰摂取による健康被害の可能性は否定できませんので、その許容上限量は、50歳～69歳の男性で850mg、50歳～69歳の女性で700mg、70歳以上の男性で750mg、70歳以上の女性で650mgと定められています。

ビタミンEを多く含む食品は、アーモンドなどの種実類、油脂類、穀類、魚介類、豆類、野菜類などです。

QRコード62

長寿科学振興財団「健康長寿ネット」：ビタミンEの働きと1日の摂取量

https://www.tyujyu.or.jp/net/kenkou-tyoju/eiyouso/vitamin-e.html

ビタミンEの抗酸化作用については、d-ROMsテスト、BAPテストを用いた動物実験があります（文献147）。12～18週齢の黒毛和種子牛に、500IUのビタミンEを1週間に1回筋肉投与しました。そして投与前の12週齢と6週後の18週齢に検査をしました。その結果、対照群では週齢に伴いd-ROMs値が増加したのに対して、ビタミンE投与群ではd-ROMs値の増加がみられませんでした。また、酸化ストレス度を示すd-ROMs/BAP×100もビタミンE投与群で増加を認めませんでした。この結果は、ビタミンEが週齢に伴う酸化ストレスの増加を予防する効果、すなわち抗酸化作用を保有するものと考えられます。

ビタミンEの人間での効果については、免疫機能の改善、アルツハイマー病の認知機能の遅延効果、歯周病の改善効果、抗動脈硬化作用、脂肪肝の改善効果などが報告されています（文献148）。

③　コエンザイム（Co）Q10

コエンザイムQ10（CoQ10）は、ユビキノン、ユビデカレノンとも呼ばれる脂溶性のビタミン様物質です。コエンザイムは酵素（エンザイム）を助ける成分であり、また、ユビキノンは体のすべての組織に存在することを意味します。細胞内ではミトコンドリアに最も多く存在しますので、細胞内でのエネルギー生産に必須です。また、体内における抗酸化物質でもあります。コエンザイムQ10は加齢とともに低下しますので、この抗酸化作用も加齢とともに低下します。

コエンザイムQ10は、医薬品として「基礎治療施行中の軽度及び中等度のうっ血性心不全症状」の効能・効果で、1日30mgの用量で承認されています。なお、現在は、食品と医薬品の区分に関する通知より、食品としても使用することができます。

コエンザイムQ10は、体内での生産と食事などから補給されています。コエンザイムQ10を多く含む食材では、豆類、果実、野菜では大豆、ピーナッツ、ゴマ、ほうれん草、ブロッコリー、魚介類ではイワシ、畜肉類では豚、牛、鶏に多く含まれます。コエンザイムQ10は脂溶性ですので、これらの食品からの体外での吸収は、胆汁で乳化され、小腸から吸収されます。そして、リンパ管で吸収され血液中に循環します。

血中のコエンザイムQ10レベルが低下する病態があります。心不全、２型糖尿病、慢性腎臓病、脂肪肝などです。したがって、これらの疾患ではコエンザイムQ10の投与がそれぞれの病態を改善する可能性があります（文献149)。

ニューヨーク心臓協会が作成した身体活動に基づく自覚症状の程度による心疾患の重症度の分類（NYHA分類）で、心機能の低下が高度（Ⅲ度あるいはⅣ度）の心不全患者さんに、コエンザイムQ10を１日300mg ２年間投与したところ、心機能の改善とともに、心血管関連死亡を43%、総死亡を42%減少させています。

また、２型糖尿病の患者さんにコエンザイムQ10を１日150mgあるいは200mgを３か月間投与したところ、血糖値、HbA1cの改善が認められています。さらに、慢性腎臓病の患者さんについても、1日300mgの3か月間の投与は腎機能の改善とともに透析療法への導入を減少させています。さらに、非アルコール性脂肪性肝障害（NAFLD）の患者さんに1日100mgのコエンザイムQ10を4週間投与しますと、肝機能の改善とともに、炎症性マーカー、酸化ストレスマーカーを改善させています。

この抗酸化作用の人間での効果については、健康な人にコエンザイムQ10を1日200mg投与した際のd-ROMs値、BAP値の変化について調査したものがあります（文献150）。その結果、コエンザイムQ10はBAP値を有意に増加させました。これは、コエンザイムQ10は人間においても抗酸化力を強める作用があることを示すものです。

コエンザイムQ10の摂取量については、研究での投与量は1日100～300mgですが、安全性を考慮して1日摂取量の上限値は300mg以下と設定されています（文献151）。

3．食品の抗酸化能評価

私たちは日々、飲料・食品を摂取することで生命活動を維持しています。この生命活動の維持にはさらに、これまで述べてきましたように、体内で産生される活性酸素を消去することが必要です。この抗酸化力についてはこれまでに生活習慣、食品について述べてきましたが、ことに食品については抗酸化力のある食品を摂取することが望まれます。

食品の抗酸化力については、OXY吸着テストで次亜塩素酸の消去能としての抗酸化力を、また、BAPテストで鉄還元能としての抗酸化力を測定することで可能となっています（文献12）。そして、食品の抗酸化力としては、OXY吸着テスト値とBAPテスト値から抗ROS指数（Anti-ROS Index：ARI）を算出して評価します。抗ROS指数はOXY吸着テスト値×BAPテスト値です。

図27には、果物のOXY吸着テストによる抗酸化力の結果を示しました。バナナが131μmoL HCIO/mLと最も高い次亜塩素酸消去能力を示しました。次いで、すいか、洋梨、ぶどう、グレープフルーツ、オレンジ、桃でした。

図28には、果物のBAPテストによる抗酸化力を示しました。キウイが22,688μmoL HCIO/Lと最も高い鉄還元能力を示しました。次いで、グレープフルーツ、オレンジ、パイナップル、マンゴーでした。

図29には、果物の抗ROS指数とともにOXY吸着テスト値、BAPテスト値を示しました。キウイが1,713と最も高く、グレープフルーツ、オレンジ、バナナ、洋梨、パイナップルの順でした。

図30には、野菜についての抗ROS指数を示しました。じゃが芋、ブロッコリー、カリフラワー、玉ねぎ、ほうれん草、パプリカの順でしたが、いずれもOXY吸着テスト値が高値の野菜がARIも高値でした。

図31は、食品、ことに代表的な肉と魚の抗ROS指数です。さんまが12,017、牛肉（赤身）が11,196と最も高値でした。両者ともにOXY吸着テスト値、BAPテスト値がともに高値であった結果と考えられます。また、鳥もも、豚バラはBAPテスト値が高いことにより抗ROS指数も高くなったと考えられます。

以上の結果を参考に、健康長寿を考慮したメニューを肉と魚から、野菜から、果実から選び、それぞれの組み合わせを考えられるとよいでしょう。

図27．食品の抗酸化力（果物）OXY吸着テスト：次亜塩素酸消去能

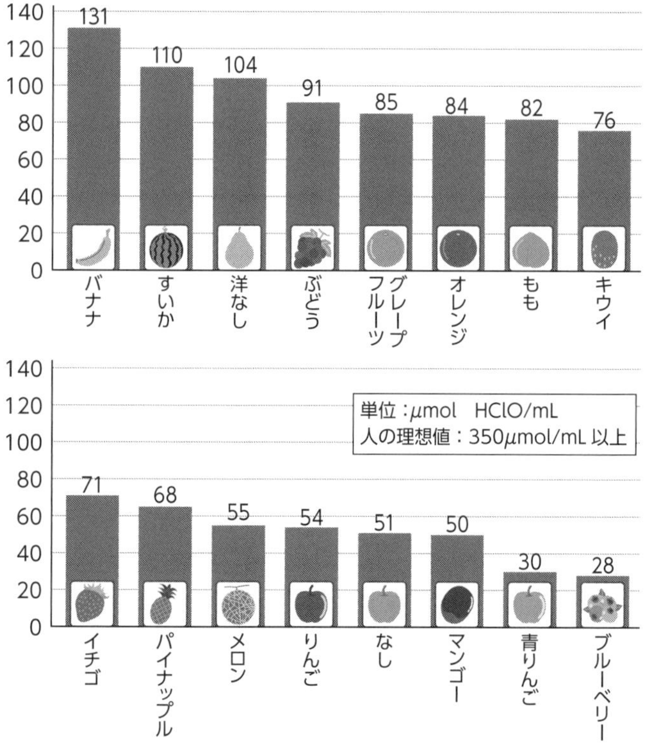

図28. 食品の抗酸化力（果物）BAPテスト：鉄イオンの還元能

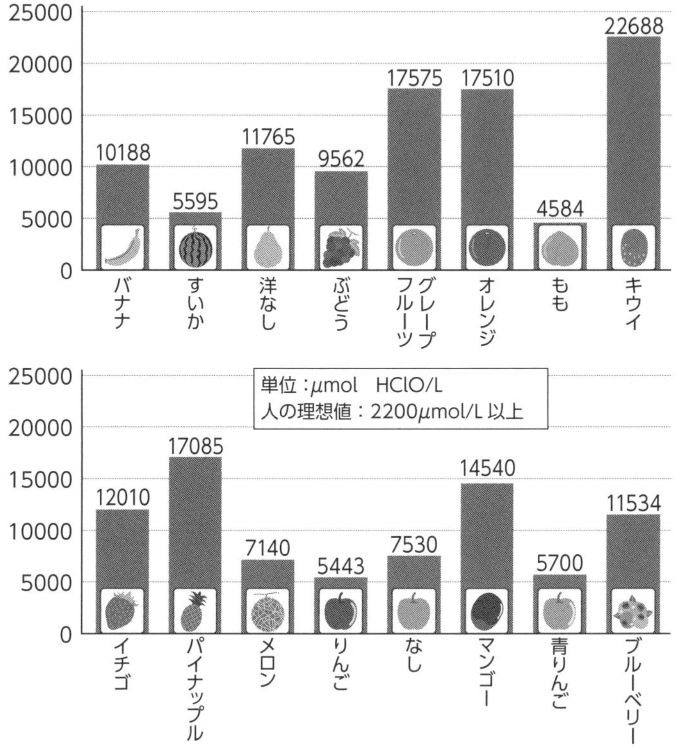

図29. 食品の抗酸化力（果物）抗活性酸素種指数：Anti- ROS Index（ARI）

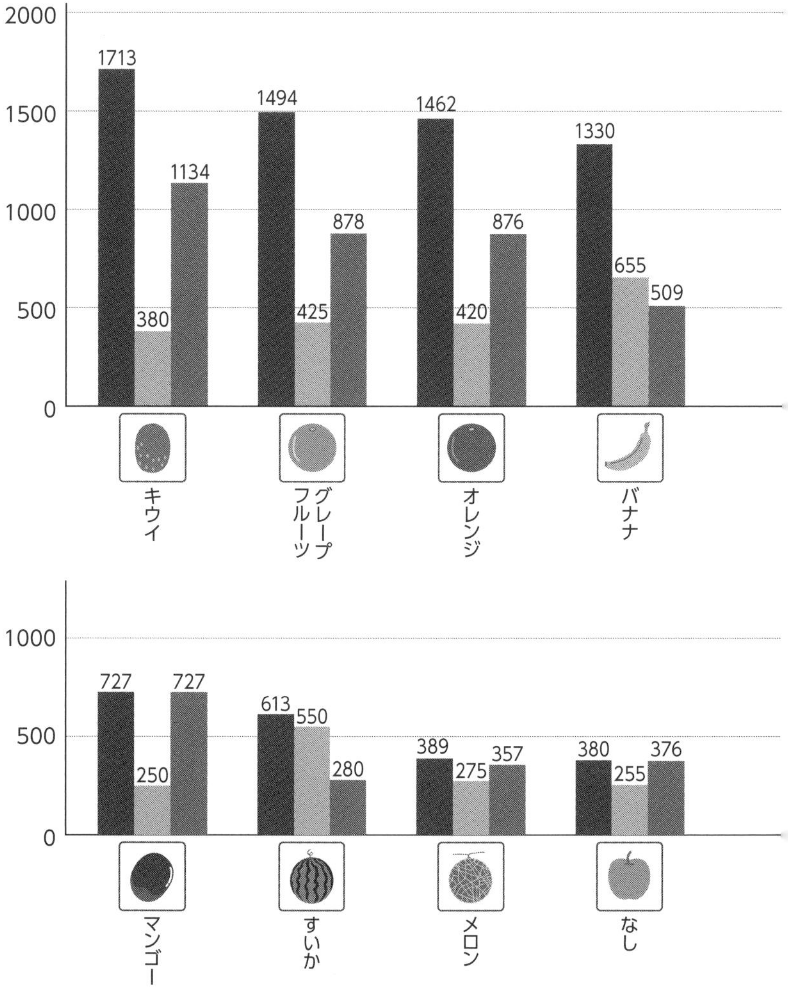

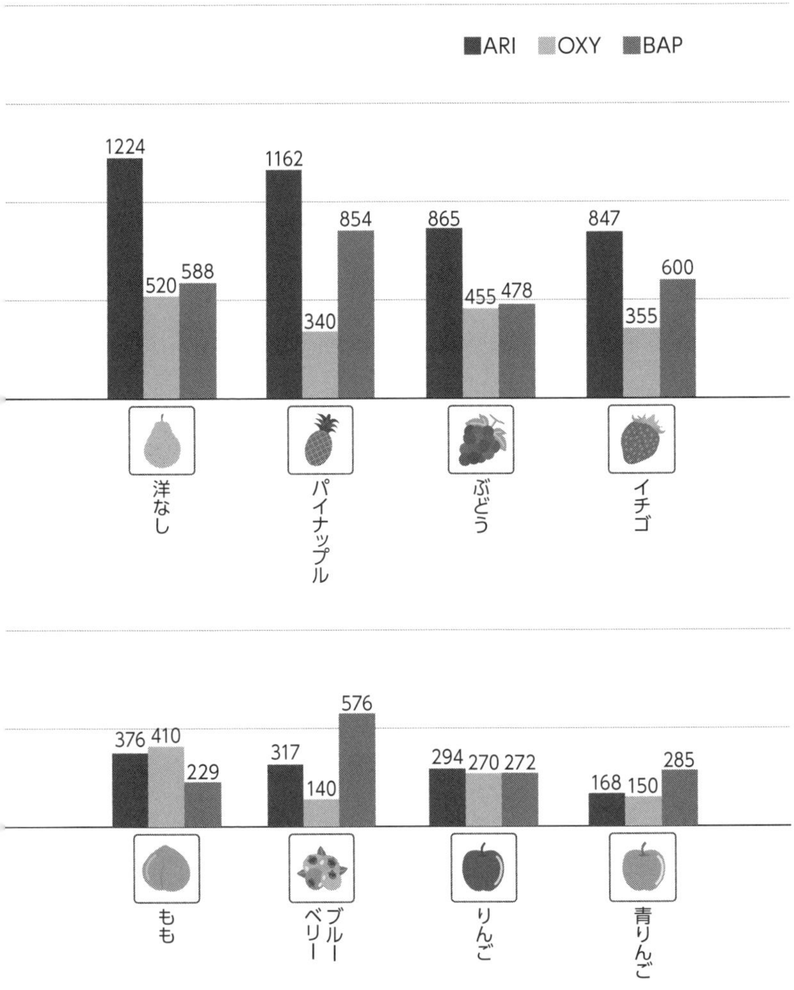
ARI
OXY
BAP
1224
520
588
1162
340
854
865
455
478
847
355
600
洋なし
パイナップル
ぶどう
イチゴ
376
410
229
317
140
576
294
270
272
168
150
285
もも
ブルーベリー
りんご
青りんご

図30. 食品の抗酸化力（野菜）抗活性酸素種指数：Anti- ROS Index（ARI）

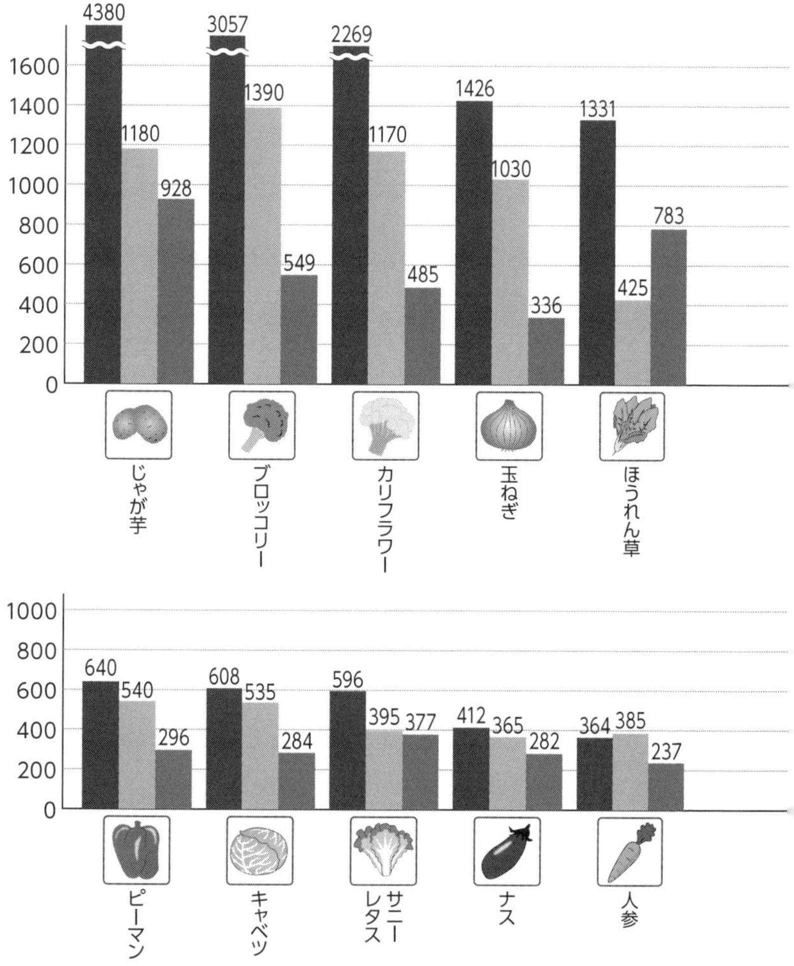

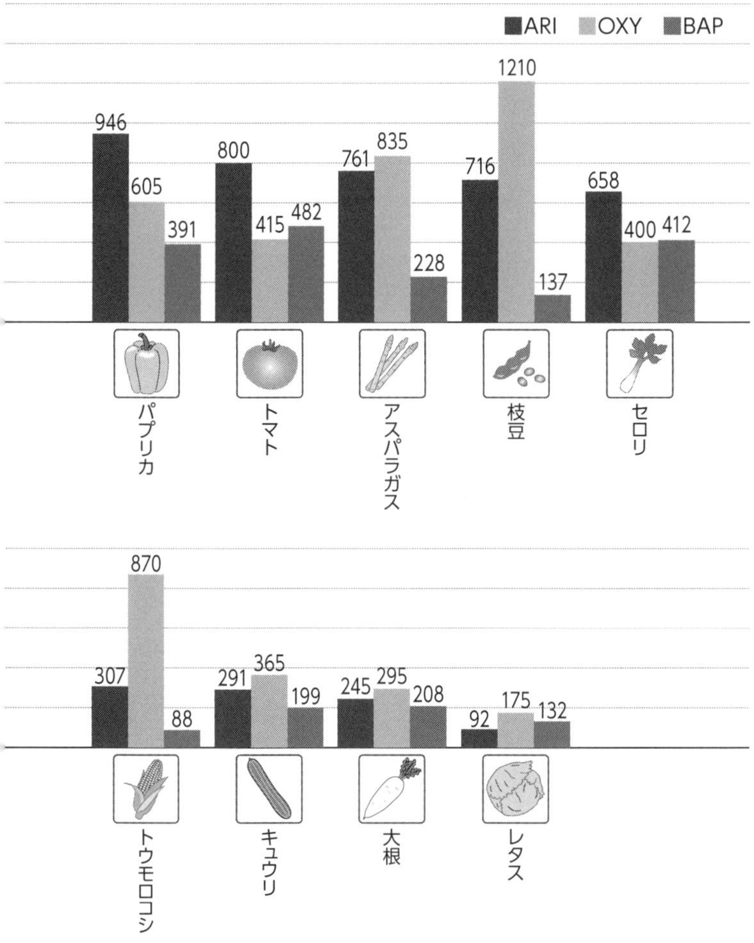
ARI OXY BAP
946 605 391
800 415 482
761 835 228
716 1210 137
658 400 412
パプリカ
トマト
アスパラガス
枝豆
セロリ
307 870 88
291 365 199
245 295 208
92 175 132
トウモロコシ
キュウリ
大根
レタス

図31．食品の抗酸化力（肉・魚）抗活性酸素種指数：Anti- ROS Index（ARI）

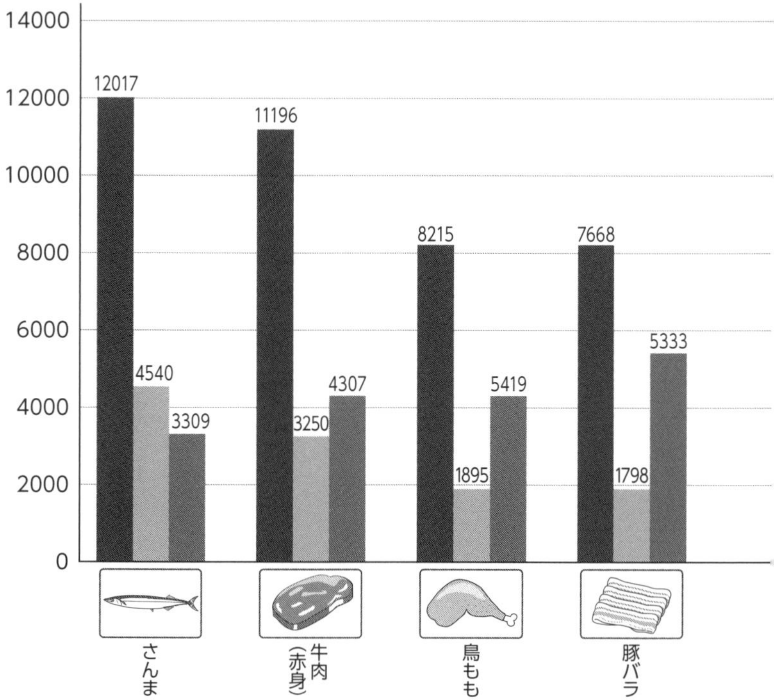

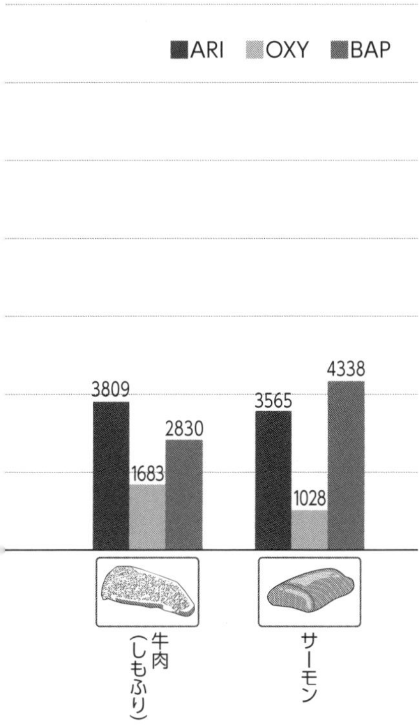
ARI
OXY
BAP
3809
1683
2830
3565
1028
4338
牛肉（しもふり）
サーモン

おわりに

2025年問題とは、2025年に日本人の総人口の30％以上が65歳以上の高齢者となること、すなわち、日本が超高齢社会になることを意味します。したがって、医療課題も高齢者対策が重要な課題となります。この課題の中で重要な事項は健康寿命の延伸、伸ばすことです。この健康寿命とは、「健康上の問題で日常生活が制限されることなく生活できる期間」ですが、これは、介護を必要とせずに自立して人生を過ごすことのできる期間と考えられます。日本の2019年の平均寿命、生まれてから死ぬまでの期間は男性が81.41歳、女性が87.45歳と世界でも長寿です。一方、健康寿命は男性が72.68歳、女性が75.38歳ですので、この両者の期間の差、すなわち男性で8.73年、女性で12.07年は、どなたかの世話、介護を必要とする期間となります。多くが寝たきりの期間です。したがって、この平均寿命と健康寿命の差を短くすること、健康寿命を延ばすことが重要な健康課題となるのです。なお、2022年の平均寿命は男性が81.05歳、女性が87.09歳ですので、年々、平均寿命は短縮しています。この平均寿命を短縮している要因は、新型コロナ感染症（COVID-19）、心疾患、老衰などの死亡率の増加によるものです。

健康寿命の延伸を阻害する3大疾患は、認知症、脳血管疾患、フレイル・骨粗鬆症（ロコモーティブシンドローム）であり、また、死亡原因の3大疾患は、がん、心血管疾患、脳血管疾患です。これらの疾患がいわゆる生活習慣病です。したがって、健康寿命を延伸させるためには、これらの生活習慣病対策が重要課題となります。生活習慣病の基本的な病態の一つが活性酸素、酸化ストレスですので、健康寿命を延伸させるためには活性酸素、酸化ストレス対策が重要です。「生活習慣病は活性酸素病」としての認識が必要です。

本書では、この健康寿命を延伸させるための活性酸素、酸化ストレス対策について、まず、活性酸素、酸化ストレスとは何か、そして、その測定法をご理解いただきました。

そして、活性酸素がどうして生み出されるのか、また、どのような疾患と関連しているのかについてもご理解いただきました。それらのご理解のもとに、活性酸素、酸化ストレス対策としての生活習慣の修正について、ことに運動、食事についての解説をいたしました。

この対策にあたって不可欠なことは、自分がどのような酸化バランスにあるかを知ることです。現時点で最も簡便にこの酸化バランスを測定することができる方法がd-ROMsテスト、BAPテストです。これらの測定によりご自身の酸化バランスを確認し、その対策を立ててください。この対策の中心となる食事、運動についての対策を立ててください。d-ROMsテスト、BAPテストは健康寿命を延ばすための架け橋となります。生活習慣病を予知・予防する先制医療、「未病：Me-Byo」対策への架け橋です。

食事で不足する成分の補充がサプリメントです。現在、多くのサプリメントが流通していますが、その使用時には関連する健康情報を十分に理解したうえで使用してください。ことに、効果、副作用、用量についての情報は必須事項です。

QRコード63

長寿科学振興財団「健康長寿ネット」：
サプリメントの定義と正しい利用法
https://www.tyojyu.or.jp/net/kenkou-tyoju/eiyouso/supplement.html

QRコード64

厚生労働省 e-ヘルスネット：
食物と薬の相互作用（サプリメント編）
https://www.e-healthnet.mhlw.go.jp/information/food/e-06-003.html

QRコード65

厚生労働省 e-ヘルスネット：
食物と薬の相互作用（健康食品編）
https://www.e-healthnet.mhlw.go.jp/information/food/e-06-004.html

生活習慣の修正を継続するには勇気を必要とします。是非、その勇気を持たれて、活性酸素、酸化ストレス対策である生活習慣の修正により抗酸化力を増強してください。この抗酸化力こそが健康長寿のキーワードとなります。サプリメントはあくまでも補充を意味するものです。

健康こそが、抗酸化力こそが財産です。抗酸化力で健康という財産を増やしてください。

本書により、皆様の健康寿命が延びることを願います。

謝 辞

私と活性酸素との付き合いはもう40年以上となります。ライフワークです。その間に頭の中で書き続けていた内容を短期間で書籍としてまとめましたので、その一部は古い情報が多いとは思いますが、現在でも活用できる情報とも考えています。

三井記念病院の研修医として、医師の働き方改革などのない環境での日常診療に明け暮れる中、活性酸素の測定、血中の脂質過酸化物（Lipid Peroxidase：LPO）の測定ができることを知りました。そして、中央検査部にその測定をお願いしました。測定に協力いただいた当時の中央検査部の元技師長、故前畑英介氏の協力がなければ本書はできませんでした。

次のステップとしては、抗酸化力の測定がテーマでした。この抗酸化力の測定については、活性酸素消去酵素であるスーパーオキサイドジスムターゼ（Superoxide Dismutase：SOD）の測定機器である電子スピン共鳴装置による測定を選択しました。しかし、この装置はかなりの高額でしたが、意を決し、自費を投じて購入しました。そして多くの研究ができました。

このSOD活性の測定による研究も、中央検査部の皆様のご協力の賜物でした。

しかしながら、電子スピン共鳴装置の寿命が来た際には途方にくれました。新たに購入するための研究費が不十分でした。しかしながら、私の父の教育であった「天佑自助」（天は自ら佑くる（助くる）ものを助く：God helps those who help themselves）ですが、まさにそのものでした。なお、「天佑自助」はわが家の家訓としています。そして、長女の名前にもこの「佑」を使用しています。そしてこの「天佑自助」とは、まさにウイスマー研究所のd-ROMsテスト・BAPテストとの出会いだったのです。研究に対しての新たな活力がみなぎったのです。

私は一人の臨床医ですが、科学者でもあります。科学者としては真実を追求することを継続しなければなりません。また、専門家はプロフェッショナル・オートノミーとして自己を律するとともに、常に進歩しなければいけません。そして研究の成果は論文として世に問うことが必要です。「成形の功徳」です。たとえそのレベルが低くてもよいと考えます。これこそがPDCA〔Plan（計画）、Do（実行）、Check（評価）、Action（改善）〕であり、このPDCAの繰り返しが進歩には不可欠な行動です。

なお、PDCAに類似したOODA〔Observe（観察）、Orient（状況判断）、Decide（意思決定）、Act（行動）〕があります。これには観察と状況判断力が重視され、自分の置かれている状況を瞬時に判断しなければならないという、機動性を重視したものです。まさに、「その時自分ならばどうする」です。Decision Makingです。臨床医に最も必要なループでもあります。

今回の執筆に際しては、多くの情報を提供していただき、編集に協力していただいたウイスマー研究所の皆様、ことに関　泰一氏、関　貴之氏、金子幸輝氏には感謝を申し上げます。また、図の作成を担当いただいた大阪　匠氏、必要な医療情報のQRコード化を担当いただいた磯部雅也氏には大変なご苦労をおかけしました。感謝いたします。さらには、必要な情報を整理いただいた国際酸化ストレス研究機構会長のEugenio Luigi Iorio先生にも深謝いたします。

そして、活性酸素関連の臨床検査を担当いただいた、社会福祉法人三井記念病院中央検査部の平　資久氏、矢野正生氏にも深謝いたします。

本書は、これらの方々のご協力により完成できたものです。あらためてお礼を申し上げます。

最後となりますが、この40年以上にわたり、私に家庭を顧みることなく、自分の仕事に没頭させてくれて、大変な苦労をかけた、子供に慕われる母親であり、また、日常生活では炊事・洗濯・掃除をこなす主婦であり、さらには山門クリニック院長としての医師でもある、この三役、母親・主婦・医師を見事にこなす愛妻悦子に心から感謝します。感謝しきれません。また、会うたびに元気、抗酸化力を与えてくれる娘たち、佑有、睦、希実、そして孫の琢久磨、慶にも感謝いたします。

健康とともに、家族のきずなが何よりの抗酸化力、財産です。本書は、皆からの抗酸化力で書き上げました。本当にありがとう。

文 献

1) 山門　實:酸化ストレスの正体.武田薬報.2012; 466: 14-18.

2) 国友　勝:喫煙による酸化ストレスと動脈硬化. https;//www.srf.or.jp/20nen/pdfs/20nen-data15.pdf

3) 辻　学:油症の研究について.2021年行政担当者会議 資料3.https://www.mhlw.go.jp/content/1130500/000751252.pdf

4) Ikuta T, et al: Tissue distribution of aryl hydrocarbon receptor in the tissue: Implication of putative roles in tumor suppression. Exp Cell Res. 2016 May 1; 343(2):126-134. doi: 10.1016/j.yexcr.2016.03.012.

5) Mastaloudis A, et al: Oxidative stress in athletes during extreme endurance exercise. Free Radic Biol Med. 2001 Oct 1; 31(7): 911-22. doi: 10.1016/s0891-5849(01)00667-0.

6) Aschbacher K, et al: Good stress, bad stress and oxidative stress: insights from anticipatory cortisol reactivity. Psychoneuroendocinology. 2013 Sep; 38(9): 1698-708. doi: 10.1016/j.psyneuen.2013.02.004.

7) Matsushita M, et al: Stress-responsive MTK1SAPKKK serves as a redox sensor that mediates delayed and sustained activation of SAPKs by oxidative stress. Sci Adv. 2020 Jun 24; 6(26): eaay9798. doi: 10.1126/sciadv.aay9778.

8) 山門　實:生活習慣病は活性酸素病.人間ドック　2014;29（3）:465-470.

9) Fukui T, et al: Significance of measuring oxidative stress in lifestyle-related diseases from the viewpoint of correlation between d-ROMs and BAP in Japanese subjects. Hypertens Res. 2011 Sep; 34(9): 1041-5. doi: 10.1038/hr.2011.76.

10) 山門　実、他:生活習慣病と酸化ストレス:人間ドックにおける活

性酸素消去系酵素活性測定の意義(1)肥満.健康医　2002;17(1):52-55.

11） Cesarone MR, et al: A simple test to monitor oxidative stress. Int Angiol. 1999 Jun; 18(2): 127-30.

12） 関　泰一:飲料・食品の新しい抗酸化力測定システム.食品と化学.2005;3:78-81.

13） 中井さち子、他:土壌の違いによる農産物の抗酸化力の比較　~有用微生物群（EM）活用との差異に着目して~　【第2報】.九州看福大紀　2014;15(1): 13-18.

14） Sahin E, et al: Telomere dysfunction induces metabolic and mitochondrial compromise. Nature. 2011 Feb 17; 470(7334): 359-65. doi: 10.1038/nature09787.

15） Colman RJ, et al: Caloric restriction delays disease onset and mortality in rhesus monkeys. Science. 2009 Jul 10; 325(5937): 201-4. doi: 10.1126/science. 1173635.

16） Leufkens AM, et al : Biomarkers of oxidative stress and risk of developing colorectal cancer: a cohort-nested case-control study in the European Prospective Investigation Into Cancer and Nutrition. Am J Epidemiol. 2012 Apr 1; 175(7): 653-63. doi: 10.1093/aje/kwr418.

17） Sugimoto K, et al: Serum oxidative stress is an independent prognostic marker in colorectal cancer. Transl Cancer Res. 2019 Sep; 8(5):1699-1708. doi: 10.21037/tcr.2019.08.15.

18） Sawai K, et al: Oxidative stress as a biomarker for predicting the prognosis of patients with colorectal cancer. Oncology. 2022; 100(11):612-619. Doi: 10.1159/000527032.

19） 日本肥満学会肥満症診療ガイドライン作成委員会:肥満症診療ガイドライン2022、ライフサイエンス出版、東京、2022。

20） Isogawa A, et al: Serum superoxide dismutase activity correlates with the components of metabolic syndrome or carotid artery intima-media thickness. Diabetes Res Clin Pract. 2009 Dec; 86(3), 213-8. doi. 10.1016/j diabres.2009.09.007.

21) 日本高血圧学会高血圧治療ガイドライン作成委員会:高血圧治療ガイドライン2019.ライフサイエンス出版、東京、2019.

22) Miyagawa K, et al: Increased oxidative stress impairs endothelial modulation of contractions in arteries from spontaneously hypertensive rats. J Hypertens. 2007 Feb; 25(2): 415-421.doi: 10.1097/HJH.0b013e3280115b96.

23) Nakazono K, et al: Does superoxide underlie the pathogenesis of hypertensin? Pro Natl Acad Sci USA.1991 Nov 15; 88(22): 10045-8. doi: 10. 1073/pnas.88.22.10045.

24) Meng S, et al: Oxidative stress in Dahl salt-sensitive hypertension. Hypertension.2003 Jun; 41(6): 1346-52. doi: 10.1161/01.HYP.0000070028.99408.E8

25) Lacy F, et al: Plasma hydrogen peroxide production in hypertensive and normotensive subjects at genetic risk of hypertension. J Hypertens. 1998 Mar;16(3): 291-303.doi: 10.1097/00004872-199816030-00006.

26) Dohi Y, et al: Candesartan reduces oxidative stress and inflammation in patients with essential hypertension. Hypertens Res. 2003 Sep;26(9): 691-7.doi: 10.1291/hypres.26.691.

27) 山門　實:各種バイオマーカーの循環器疾患における意義　W.酸化ストレスマーカー（d-ROMsテストを中心に）.Heart View 2012; 16（12）:273-278.

28) 日本糖尿病学会:糖尿病治療ガイド　2022-2023. 文光堂、東京、2022.

29) Midaoui AEI, et al: Effects of glucose and insulin on the development of oxidative stress and hypertension in animal model of type 1 and type 2 diabetes. J Hypertens. 2005 Mar; 23(3): 581-8. doi: 10.1097/01.hjh.0000160215.79873.ba.

30) Inoguchi T: NAD(P)H oxidase activation: a potential target mechanism for diabetic vascular complications, progressive beta-cell dysfunction and metabolic syndrome. Curr Drug Targets. 2005 Jun; 6(4):495-501. doi: 10.2174/1389450054021927.
31) Yagishita Y, et al: Nrf2 improves leptin and insulin resistance provoked by hypothalamic oxidative stress. Cell Rep. 2017 Feb 21; 18(8): 2030-2044. doi: 10.1016/j.celrep.2017.01.064.
32) 日本動脈硬化学会動脈硬化性疾患予防ガイドライン2022年版作成委員会:動脈硬化性疾患予防ガイドライン2022年版.レタープレス、東京、2022.
33) Vassalle C, et al: Elevated hydroperoxide levels as a prognostic predictor of mortality in a cohort of patients with cardiovascular disease. Int J Cardiol. 2006 Jun 28; 110(3): 415-6. doi: 10.1016/j.ijcard.2005.08.046.
34) Hirata Y, et al: Reactive oxygen metabolites are closely associated with the diagnosis and prognosis of coronary artery disease. J Am Heart Assoc. 2015 Jan 28; 4(2): e001451. doi: 10.1161/JAHA. 114.001451.
35) Sasaki K, et al: Oxidative stress and inflammation as predictors of mortality and cardiovascular events in hemodialysis patients: The DREAM Cohort. J Atheroscler Thromb. 2021 Mar 1; 28(3): 249-260. doi: 10.5551/jat.56069.
36) 日本脳卒中学会脳卒中治療ガイドライン作成委員会:脳卒中治療ガイドライン2021.協和企画、東京、2021.
37) Fidalgo M, et al : Edaravone for acute ischemic stroke-Systematic review with meta-analysis. Clin Neurol Neurosurg. 2022 Aug; 219: 107299. doi.org/10.1016/j.clineuro.2022.107299.
38) 日本痛風・核酸代謝学会:高尿酸血症・痛風の治療ガイドライン第3版.診断と治療社、東京、2018.
39) Ishizaka N, et al: Relationship between serum uric acid and

serum oxidative stress markers in the Japanese general population. Nephron Clin Pract. 2014; 128 (1-2): 49-56. doi:10.1159/000362456.

40） 日本腎臓学会CKD診療ガイド・ガイドライン改訂委員会:エビデンスに基づくCKD診療ガイドライン2018.東京医学社、東京、2018.

41） 日本透析医学会:わが国の慢性透析療法の現況（2021年12月31日現在）.透析会誌　2022;55（12）:665-723.

42） Toda A, et al: Hyperuricemia is a significant risk factor for the onset of chronic kidney disease, Nephron Clin Pract. 2014; 26(1): 33-8. doi : 10.1159/000355639.

43） Shiose A, et al: A novel superoxide-producing NAD(P)H oxidase in kidney. J Biol Chem. 2001 Jan 12; 276(2): 1417-23. doi: 10.1074/jbc.M007597200.

44） Ishizaka Y, et al: Relationship between estimated glomerular filtration rate, albuminuria, and oxidant status in the Japanese population. BMC Nephrol. 2013 Sep 9; 14: 191. doi: 10.1186/1471-2369-14-191.

45） 日本消化管学会・日本肝臓学会NAFLD/NASH診療ガイドライン作成委員会:NAFLD/NASH診療ガイドライン2020、南江堂、東京、2020。

46） 加藤淳二、他:鉄と肝疾患.札幌医誌　2019;　88:7-12. doi: 10. 15114/smj.88.7.

47） 友杉直久:ヘプシジンの発見とその後の発展.日内会誌　2010;　99: 1180-1187.

48） 厚生労働省.平成28年度国民生活基礎調査の概況VI.　https://www.mhlw.go.jp/toukei/saikinn/k-tyosa/k-tyosa/6/

49） Tobore TO: On the central role of mitochondria dysfunction and oxidative stress in Alzheimer's disease. Neuro Sci. 2019 Aug; 40(8): 1527-1540. doi: 10.1007/s10072-019-03863-x.

50） Yamakado M, et al: Serum level of alkaline phosphatase

correlates negatively with mini-mental state examination score in the very elderly of Ashikaga City: Part of the results of the Ashikaga Longevity Study. J Clin Med Res. 2021; 3(6):1-11. https://doi.org/10.37191/Mapsci-2582-4333-3(6)-092. https://doi.org/10.37191/Maosci-2582-4333-3(6)-092

51） Tadokoro K, et al: Clinical benefits of antioxidative supplement Tweendee X for mild cognitive impairment: A multicenter, randomized, double-blind, and placebo-controlled prospective interventional study. J Alzheimer's Dis. 2019; 71(3): 1063-1069. doi: 10.3233/JAD-190644.

52） 日本骨代謝学会、日本骨粗鬆症学会合同原発性骨粗鬆症診断基準改訂委員会:原発性骨粗鬆症の診断基準（2012年度改訂版）. Osteoporosis Jpn 2013; 21(1): 9-21.

53） 骨粗鬆症の予防と治療ガイドライン作成委員会:骨粗鬆症の予防と治療ガイドライン2015年版.ライフサイエンス出版、東京、2015.

54） Banfi G, et al: Oxidative stress, free radicals and bone remodeling. Clin Chem Lab Med. 2008; 46(11):1550-5. Doi: 10.1515/CCLM.2008.302.

55） Zhang C, et al: Oxidative stress: A common pathological state in a high-risk population for osteoporosis. Biomed Pharm 163(2023)114834. https://doi.org/10.1016/j.biopha.2023.114834.

56） Zhao F, et al: Correlation of oxidative stress-related biomarkers with postmenopausal osteoporosis: a systematic review and meta-analysis. Arch Osteoporos. 2021 Jan 5;16(1): 4. doi: 10.1007/s11657-020-00854-w.

57） Kanazawa I, et al: Diabetes mellitus-induced bone fragility. Intern Med 2018; 57:2772-2785. doi: 10.2169/internalmedicine.0905-18.

58） 園部正人、他:酸化ストレスマーカー d-ROMsの骨質評価マーカーとしての可能性の検討（第2報）.日関病誌　2021;40（4）:353-359.

59) Jaiswai MK: Riluzole and edaravone: A tale of two amyotrophic lateral sclerosis drugs. Med Res Rev 2018; 39(2): 733-748. https://doi.org/10.1002/med.21528.

60) 日本緑内障学会緑内障診療ガイドライン改訂委員会:緑内障診療ガイドライン（第5版）.日眼会誌　2022;126(2): 85-177.

61) Tanito M, et al: Associations between systemic oxidative stress and visual field damage in open-angle glaucoma. Sci Rep. 2016 May 11; 6: 257912. doi: 10.1038/srep25792.

62) Takayanagi Y, eta l: Evaluation of redox profiles of the serum and aqueous humor in patients with primary open-angle glaucoma and exfoliation glaucoma. Antioxidant (Basel). 2020 Dec 19: 9(12): 1305. doi: 10.3390/antiox9121305.

63) Ohguro H, et al : Two-year randomized, placebo-controlled study of black currant anthocyanins on visual field in glaucoma. Ophthalmologica. 2012; 228(1): 26-35. doi: 10.1159/000335961.

64) Michikawa T, et al: Serum antioxidants and age-related macular degeneration among older Japanese. Asia Pac J Clin Nutr 2009; 18(1): 1-7.

65) Matsuura T, et al: Diacron reactive oxygen metabolites and biological antioxidant potential tests for patients with age-related macular degeneration. BMC Ophthalmol. 2020 Feb 18: 20(1):56. doi: 10.1188/s12886-020-01334-y.

66) 三島千穂、他:慢性疲労患者における血中酸化ストレスと抹消単球表面抗原の解析.医学検査　2021;70(1):9-14. doi: 10.14932/jamt.20-44.

67) Tanaka T, et al: Seminal oxidation-reduction potential and serum DNA fragmentation index increase among infertile men with varicocele. Hum Fertil(Camb). 2020 Feb; 25(1): 142-146.doi: 10.1080/14647273.2020.1712747.

68) 大内茉湖、他:不妊治療における酸化ストレス測定の有用性.2018年度日本IVF学会学術集会、一般演題抄録.

69） 平池　修:体外受精・胚移植治療において卵胞液の酸化ストレスをd-ROMs、BAPで測定しています.WISMERLL J 2019; 76: 3-4.
70） 鍋田基生:酸化ストレス指数は受精卵の発育および妊娠率に影響を与えると言えるでしょう.WISSMERLL J 2022; 86: 1-3
71） 川内康弘:皮膚の酸化ストレス.東医大誌　2015;73(3): 244-251.
72） Rinnerthaler M, et al: Oxidative stress in aging human skin. Biomolecules 2015, 5, 545-589; doi: 10.3390/biom5020545.
73） 玉木直文、他:酸化ストレスと歯周病.四国歯誌　2013; 25(2): 93-99.
74） Sczepanik FSC, et al: Periodontitis is an inflammatory disease of oxidative stress: We should treat it that way. Periodontol. 2000. 2020 Oct; 84(1): 45-68. doi: 10.1111/prd.12342.
75） Smallwood MJ, et al: Oxidative stress in autoimmune rheumatic diseases. Free Radic Biol Med 2018; 125: 3-14. doi.org/10.1016/j.freeradbiomed.2018.05.086.
76） 熊谷俊一、他:酸化ストレスと自己免疫疾患.日内会誌　2003;92(6): 1096-1103.
77） 金野　祐、他:血球細胞の酸化障害と血液関連血液関連自己免疫疾患.生化学2017;89(1): 81-85. doi: 10.14952/SEIKAGAKU.2017.890081.
78） 安藤誠一郎、他:d-ROMsテストを用いた全身性エリテマトーデス患者における酸化ストレスの評価とその意義.日臨免疫会誌 2016;39(4):384.
79） El-Benna J, et al: Priming of the neutrophil respiratory burst: role of in host defense and inflammation. Immunol Rev. 2016 Sep; 273(1): 180-93. doi: 10.1111/imr.12447.
80） 荒谷康昭、他:好中球機能異常による感染防御能の低下と炎症の誘発.Med Mycol J. 2012; 53: 123-128.
81） Matsuzawa A, et al: ROS-dependent activation of the TRAF6-ASK1-p38 pathway is selectively required for TLR4-mediated innate immunity. Nat Immunol. 2005; 6: 587-592. doi: 10.1038/ni1200.
82） Evans JMM, et al: Metformin and reduced risk of cancer in

diabetic patients. BML 2005; 330:1304-1305. http://bmj.com/cgi/doi/10.1136/bmj.38415.708634.F7.

83） Nishida M, et al: Mitochondrial reactive oxygen species trigger metformin-dependent antitumor immunity via activation of Nrf2/mTORC1/p62 axis in tumor-infiltrating CD8T lymphocytes. J Immunother Cancer 2021; 9: e002954. doi: 10.1136/jitc-2021-002954.

84） Uchiyama J, et al: Gut microbiota reinforce host antioxidant capacity via the generation of reactive sulfur species. Cell Reports 38, 110479, March 8, 2022. https;//doi.org/10.1016/j.celrep. 2022.110479.

85） 堀江弘子、他:酸化ストレス度評価（d-ROMsテスト）からみた禁煙治療の有効性の検討.人間ドック　2015;30（1）:30-37.

86） 大石修司:運動と酸化ストレス-活性酸素と抗酸化防御のバランスの重要性-　IRYO 2015; 69（7）: 317-324.

87） Nakamoto H, et al:Regular exercise reduces 8-oxodG in the nuclear and mitochondrial DNA and modulates the DNA repair activity in the liver of old rats.Exp Gerontol. 2007 Apr; 42（4）:287-295. doi: 10.10116/j.exger.2006.11.006.

88） Rada'k Z, et al: Regular exercise improves cognitive function and decreases oxidative damage in the rat brain. Neurochem Int 2001 Jan; 38(1): 17-23. doi: 10.1016/s0197-0186(00900063-2.

89） 池田昌美、他:酸化ストレスと睡眠.日薬理誌　2007; 129: 404-407.

90） Villafuerte G, et al: Sleep deprivation and oxidative stress in animal models: A systematic review. Oxid Med Cell Longev. 2015; 2015: 234952. doi: 10.1155/2015/234952.

91） 杉田義郎:断眠による酸化ストレスの発生と睡眠による抗酸化作用.https//kaken.nii.ac.jp/report/KAKENHI-PROJECT-17605006/176050062007/kenkyu_seika_houkoku.

92） Henderson KN, et al: The cardiometabolic health benefits of

sauna exposure in individuals with high-stress occupations. A mechanistic review. Int J Environ Res Public Health 2021; 18: 1105. https://doi.org/10.3390/ijerph18031105.
93) 坂井隆浩:酸化ストレスを制御する泉質の探索.日健開発誌 2018;39: 16-21.
94) 渡辺健一、他:ナノミストサウナとミストサウナ使用による生体変化の比較.新潟医会誌　2011;125（11）:621-632.
95) Fujita S, eta al: Effect of Waon therapy on oxidative stress in chronic heart failure. Circ J. 2011; 75: 348-356.
96) 松田忠徳:温泉はなぜ体にいいのか.平凡社、東京、2016、13-51.
97) Bhat M, et al: Vitamin D treatment protects against and reverses oxidative stress induced muscle proteolysis. J Steroid Biochem Mol Biol. 2015 Aug; 152: 171-9. doi: 10.1016/j.jsbmb.2015.05.012.
98) 津田孝範:植物色素アントシアニンのサイエンス-化学、機能と活用- https://www.mac.or.jp/mail/151001/01.shtml
99) 石原万里名、他:黒大豆煮汁の糖代謝改善作用に関する研究.日本食生活学会誌　2008;19（3）:232-238.
100) 海野友紀、他:(-)-エピガロカテキンガレード（EGCG）の摂取による健常人の血漿スーパーオキシド消去活性の上昇.アンチエイジ医　2006; 2:242-245.
101) Sugita M, et al: Influence of green tea catechins on oxidative stress metabolites at rest and during exercise in healthy humans. Nutrition (2015) 1-11, https://dx.doi.org/10.1016/j.nut.2015.09.005.
102) Yamamoto S, et al: Soy, isoflavone, and breast cancer risk in Japan. J Natl cancer Inst 2003; 12(June 18): 906-913.
103) 青木直人、他:大豆イソフラボンの抗酸化作用と植物性エストロゲン作用による抗肥満効果の検討.大豆たん白研　2006;9:96-101.
104) 及川佐枝子:大豆発酵食品による酸化ストレスレベルおよび炎症

レベルの低減効果の解明.科学研究費助成事業　研究成果報告書 https://kaken.nii.ac.jp/ja/grant/KAKENHI-PROJECT-19K00937/

105) 鈴木史明、他:ダイゼインリッチなイソフラボンアグリコンの摂取が中高年女性の更年期症状及び酸化ストレスに及ぼす影響.日本女性医会誌　2012;20(1): 22-29.

106) Nakai S, et al: Health promotion effects of soy isoflavones. J Nutr Sci Vitaminol. 2020; 66: 502-507.

107) 大豆イソフラボンを含む特定保健食品の安全性評価の基本的な考え方.厚生労働省食品安全委員会　2006年6月.https://www.mhlw.go.jp/shingi2006/06/dl/s0616-3c05.pdf

108) Jang WY, et al: Antioxidant, anti-inflamatory, anti-menopausal, and anti-camcer effects of lignans and their metabolites. Int J Mol Sci 2022,23,15482. https://doi.org/10.3390/ijms2324115482.

109) 木曽良信:セサミンの抗酸化作用.2005;ビタミン　79（1）:23-26.

110) Kabe Y, et al: Annexin A1 accounts for an anti-inflammatory binding target of sesamin metabolites. npj Science of Food 2020; 4; https://doi.org/10.1038/s41538-020-0064-6.

111) Rojas-Conza'lez A, et al: Coffee chlorogenic acids incorporation for bioactivity enhancement of foods; A review. Mlecules 2022, 27, 3400. https;//doi.org/10.3390/molecules27113400.

112) Katada S, et al: Effect of chlorogenic acid-enriched and hydroxyhydroquinone-reduced coffee on postprandial fat oxidation and antioxidative capacity in healthy men: A randomized, double-blind, placebo-controlled, crossover trial. Nutrients 2018, 10, 525; doi: 10.3390/nu10040525.

113) Ishizaka Y, et al: Relationship between coffee consumption, oxidant status, and antioxidant potential in the Japanese general population. Clin Chem Lab Med. 2013 Oct; 51(10): 1951-9. doi: 10.1515/cclm-2013-0146.

114) Gardener SL, et al: Higher coffee consumption is associated with slower cognitive decline and less cerebral Aβ-amyloid accumulation over 126 months: Data from the Australian Imaging, Biomarkers, and Lifestyle Study. Front Aging Neurosci 13: 744872. Doi: 10.3389/fnagi. 2021.744872.
115) Saito E, et al: Association of coffee intake with total and cause-specific mortality in a Japanese population; the Japan Public Health Center-based Prospective Study. Am J Clin Nutr 2015; 101: 1029-37. Doi:10.3945/ajcn.114.104273.
116) Watanabe T, et al: Coffee abundant in chlorogenic acids reduces abdominal fat in overweight adults: A randomized double-blind, controlled trial. Nutrients 2019, 11, 1617; doi: 10.3390/nu11071617.
117) Kolb H, et al: Health effects of coffee: Mechanism unraveled. Nutrients 2020, 12, 1842; doi: 10.3390/nu12061842.
118) Zhou DD, et al: Effects and mechanisms of resveratrol on aging and age-related diseases. Oxi Med Cell Longevi Volume 2021, Article ID 9932218, 15 pages, https://doi.org/10.1155/2021/9932218.
119) Tanno M, et al : Induction of manganese superoxide dismutase by nuclear translocation and activation of SIRT1 promotes cell survival in chronic heart failure. J Biol Chem. 2010 Mar 12; 285(11): 8375-82. Doi: 10.1074/jbc.M109.090266.
120) Hori YS, et al: Resveratrol ameliorates muscular pathology in the dystrophic mdx mouse, a model for Duchenne muscular dystrophy. J Pharmacol Exp Ther. 2011 Sep; 338(3): 784-94. doi: 10.1124/jpet.111.183210.
121) Villar MM, et al: Effect of resveratrol administration on metabolic syndrome, insulin rsensitivity, and insulin secretion. Metab Syndr Relat Disord. 2014 Dec; 12(10): 497-501. doi: 10.1089/met. 2014.0082.

122) Abdollahi S, et al: The effect of resveratrol supplementation on cardio-metabolic risk factors in patients with type 2 diabetes: A randomized, double blind controlled trial. Phytother Res.201 Dec; 33(12); 3153-3162. doi: 10,1002/ptr.6487.

123) 久野篤史、他:レスベラトロールの生体作用とその標的SIRT1. 生化学　2021;93(1): 100-108. doi: 10.14952/SEIKAGAKU.2021.930100.

124) Milani A, et al: Carotenoids: biochemistry, pharmacology and treatment. Brit J Pharmacol 2017; 174: 1290-1324. doi: 10.1111/bph.13625.

125) 高橋典子、他:ビタミンAとβカロテンによる疾病の予防と治療.オレオサイエンス　2014;14(12): 523-530.

126) Omenn GS, et al: Risk factors for lung cancer and for intervention effects in CARET, the Beta-Carotene and Retinol Efficacy Trial. J Natl Cancer Inst 1996 Nov 6; 88(21): 1550-1559. doi: 10.1093/jnci/88.21.1550.

127) Otomaru K, et al: Effect of β-carotene supplementation on the serum oxidative stress biomarker and antibody titer against live bovine respiratory syncytial virus vaccination in Japanese black calves. Vet Sci. 2018, 5, 102; doi: 10.3390/vestsci5040102.

128) Eggersdorfer M, et al: Carotenoids in human nutrition and health. Arch Biochem Biophys. 2018 Aug 15; 652:18-26. doi: 10.1016/j.abb.2028.06.001.

129) 厚生労働省健康局健康課栄養指導室:「日本人の食事摂取基準(2020年版)」策定検討会報告書.令和元年12月24日.https://www.mhlw.go.jp/stf/newpage_08517.html

130) Khan UM, et al: Lycopene: Food sources, biological activities, and human health benefits. Oxid Med Cell Long. Volume 2021, Article ID 2713511, 10 pages. https://doi.org/10.1155/2021/2713511.

131) Przybylska S, et al: Lycopene in the prevention of cardiovascular diseases. Int J Mol Sci. 2022, 23,1957. https://doi.org/10.3390/

ijms23041957.
132) Leh HE, et al: Lycopene: A potent antioxidant for the amelioration of type II diabetes mellitus. Molecules. 2022,27,2335. https://doi.org/10.3390/molecules27072335.
133) Mirahmadi M, et al: Potential inhibitory effect of lycopene on prostate cancer. Bio Pharmacoth 129(2020) 110459. https://doi.org/10.1016/j.biopha.2020.110459.
134) Key TJ, et al: Carotenoids, retinol, tocopherols, and prostate cancer risk: pooled analysis of 15 studies. Am J Clin Nutr. 2015;102:1142-57.doi: 10.3945/ajcn.115.114306
135) Mares J: Lutein and zeaxanthin isomers in eye health and disease. Annu Rev Nutr . 2016 July 17; 36: 571-602. doi: 10.1146/annurev-nutr-071715-051110.
136) Li LH, et al: Lutein supplementation for eye diseases. Nutrients. 2020, 12, 1721; doi: 10.3390/nu12061721.
137) Age-Related Eye Disease Study 2 Research Group: Lutein + zeaxanthin and omega-3 fatty acids for age-related macular degeneration: the Age-Related Eye Disease Study 2 (AREDS2) randomized clinical trial. JAMA. 2013 May 15; 309(19): 2005-15. doi: 10.1001/jama2013.4997.
138) 橋本正史:機能性表示食品におけるルテインとゼアキサンチンの科学的根拠.ファルマシア　2016;52(6):534-538.
139) Kim SH, et al: Inhibitory effects of astaxanthin on oxidative stress-induced mitochondrial dysfunction – A mini-review. Nutrients. 2018, 10, 1137; doi: 10.3390/nu100911137.
140) Kumar S, et al: Astaxanthin: A super antioxidant from microalgae and its therapeutic potential. J Basic Microbiol. 2022 Sep; 62(9): 1064-1082. doi: 10.1002/jobm.202100391.
141) Kishimoto Y, et al: Potential anti-atherosclerotic properties of astaxanthin. Mar Drugs. 2016, 14, 35; doi: 10.3390/md14020035.

142) Si P, et al: Biological and neurological activities of astaxanthin (Review). Mol Med Rep 26: 300, 2022. Doi:10.3892/mmr.2022.12816.

143) 内閣府　食品安全委員会:アスタキサンチン.https://www.fsc.go.jp/fsciis/evaluationDocument/show/kya2030825089

144) Otomaru K,et al: Effects of vitamin C supplementation on the blood oxidative stress and antibody titer against Histophilus somni vaccination in calves. J Vet Res　65,73-78, 2021. dio: 10.2478/jvetres-2021-0002.

145) Maruoka H, et al: The effect of vitamin C consumption on the oxidative stress regulation system in SMP30/GNL knockout mice. JJCAM. 2013 September; 10(2):63-68.

146) 多目的コホート研究（JPHC Study）-多目的コホート研究（JPHC研究）からの成果報告-:https:epi.ncc.go.jp/jphc/outcome/8046.html

147) 乙丸孝之助、他:離乳後の黒毛和種子牛におけるビタミンE投与と酸化ストレスバイオマーカー、牛RSウイルスワクチン接種に対する抗体産生への影響.日獣会誌. 2020; 73: 719-725.

148) 阿部皓一:抗酸化ビタミンのヒト研究の最新情報　酸化ストレスに対する抗酸化ビタミンの働き.Kagaku to Seibutsu 2021; 59(12): 612-621.

149) Hargreaves L, et al: Disorders of human coenzyme Q10 metabolism: An overview. Int J Mol Sci. 2020, 21, 6695; doi: 10.3390/ijms21186695.

150) 永田勝太郎、他:コエンザイムQ10による酸化ストレスと抗酸化力の研究.日心体美会誌.　2005; 1(1): 36-40.

151) 厚生労働省医薬食品局食品安全部:コエンザイムQ10の安全性に関する食品安全委員会への食品健康影響評価の依頼について.平成17年8月22日.https://www.mhlw.go.jp/houdou/2005/08/h0822-1.html

図の説明

表の説明

著者略歴

山門 實（やまかど みのる）

昭和22（1947）年8月13日、東京都大田区山王の疎開先で、父　山門幸雄、母　山門ウメの次男として生まれる。
長男は誠、長女は順子、三男は進。「誠実に、順序良く、進め。」の人生であれとして、今は亡き父が思いを込めて、それぞれ命名したと聞く。母は、脳出血後の要介護5のレベルで、令和５（2023）年現在で104歳。本籍地の渋谷区西原で、順子が身を挺して介護中。順子にも感謝しきれない。

学歴：

昭和29（1954）年４月　東京都中央区立東華小学校入学
昭和35（1960）年３月　同　卒業
昭和35（1960）年４月　私立駒場東邦中学校入学
昭和41（1966）年３月　同　高等学校卒業
昭和41（1966）年４月　群馬大学医学部医学進学課程入学
昭和47（1972）年３月　同　医学科卒業（医籍登録215185）

職歴：

昭和47（1972）年４月　社会福祉法人三井記念病院内科研修医
昭和49（1974）年４月　同　内科
昭和53（1978）年４月　東京大学医学部第二内科
昭和56（1981）年４月　米国オハイオ医科大学内科留学（PJ Mulrow 教授）
昭和58（1983）年４月　社会福祉法人三井記念病院腎センター科長
平成３（1991）年４月　同　健康管理科部長
平成６（1994）年６月　同　総合健診センター所長
平成15（2003）年４月　昭和大学医学部衛生学客員教授兼任（〜

2016年3月）
平成26（2014）年４月　足利大学看護学部学部長
社会福祉法人三井記念病院総合健診センター特任顧問（～ 2020年3月）
令和２（2020）年４月　日本橋室町三井タワー　ミッドタウンクリニック特別診察室常任顧問
足利大学看護学部客員教授（～ 2022年3月）
令和５（2023）年４月　とちぎメディカルセンターしもつが総合診療科・腎臓内科非常勤医師
山門クリニック副院長
令和５（2023）年９月　とちぎメディカルセンター名誉健診センター長　現在に至る

学会：
日本抗加齢医学会評議員
脳心血管抗加齢研究会評議員
日本腎臓学会功労会員
日本内分泌学会功労会員
日本動脈硬化学会功労会員
日本高血圧学会功労会員
日本肥満学会功労会員

資格：
医学博士（東京大学第6691号）
日本内科学会認定総合内科専門医（153）・認定内科医（201）
日本人間ドック学会認定指導医（0165）・専門医（00530）・認定医（91）
日本高血圧学会認定専門医（0210）
日本医師会認定産業医（0702321）

健康長寿《けんこうちょうじゅ》は「抗酸《こうさん》化《か》力《りょく》」で決《き》まる
生活習慣病《せいかつしゅうかんびょう》は活性酸《かっせいさん》素《そ》病《びょう》

2024 年 3 月 18 日　第 1 刷発行

著　者　　山門 實
発行人　　久保田貴幸

発行元　　株式会社 幻冬舎メディアコンサルティング
〒151-0051　東京都渋谷区千駄ヶ谷4-9-7
電話　03-5411-6440（編集）

発売元　　株式会社 幻冬舎
〒151-0051　東京都渋谷区千駄ヶ谷4-9-7
電話　03-5411-6222（営業）

印刷・製本　中央精版印刷株式会社
装　丁　　立石 愛

検印廃止

Printed in Japan
ISBN 978-4-344-69073-8 C0047
幻冬舎メディアコンサルティングＨＰ
https://www.gentosha-mc.com/